中野信子+澤田匡人
Nobuko Nakano & Masato Sawada

正しい恨みの晴らし方

科学で読み解くネガティブ感情

ポプラ新書
053

はじめに

「怒りが私のインセンティブだ。怒りがなければ何も出来なかった」

２０１４年10月、青色発光ダイオードに関する研究でノーベル物理学賞の受賞が決まった中村修二教授が、会見で述べた言葉です。能力や成果を正当に評価しない日本の会社や社会に対する怒り、少し大袈裟に言えば「恨み」をモチベーションにして、大きな成果を残した好例といえるでしょう。

しかし、怒りや恨みをプラスに転じさせるのは、そう容易いことではないはずです。

かく言う私もそのひとりです。たとえば、自分の論文やデータについて、別の研究者によって書かれた論文で批判されたとします。もちろん、こうした批判から学問が発展していく側面が多分にあるわけですから、一概にネガティブに考える必要はありません。研究は研究で雌雄を決すればよいのです。

しかし、重箱の隅をつつくような指摘をされたり、どうにも納得できない論理で全否定されたりすると、なんともやり切れない気持ちにもなります。そんなときは、「自分の研究が完全にスルーされるよりはマシだった……」と溜飲を下げるより他ありません。

これと類似したケースは、枚挙にいとまがないでしょう。不本意な評価を下してきた上司の顔を思い浮かべるたびに、腸が煮え繰り返る思いにさせられる。友人や知人の活躍や成功を素直に喜べずに敵意を向けてしまう。さらには、同期の出世を疎ましく思う自分を恥じたり、会社での評価や人事が思い通りにならない自分を卑下することも少なからずあるでしょう。

その上、近年はフェイスブックのようなSNS（ソーシャル・ネットワーキング・サービス）が日常生活の中に入り込んでいます。他人の公私に渡る充実した生活や活躍ぶりを見せつけられ、恨むとまではいかないまでも、羨ましさに苛（さいな）まれてはいないでしょうか。

逆もまたしかりです。自分のしあわせな場面を切り取ってＳＮＳに投稿したならば、それを見た人から好意的に見られるばかりではなく、妬みを買うリスクもあるからです。まさに、ＳＮＳは妬みや恨みが燻りやすい世界を具現化したものといえるのです。

では、私たちはなぜ、「恨み」「妬み」「羨み」「嫉妬」など、できることなら感じたくもない苦しみを味わうのか。しかも、ときに私たちをさらなるネガティブな行動に駆り立てるのか。そもそも、こうした感情は一体なんのために存在しているのか。

誰かを恨まずにはいられない。誰かが妬ましくて仕方ない。そんなとき、私たちの心や脳は、どのような変化が生じているのか。こうした問いに、本書では心理学と脳科学の見地から迫りたいと思います。

私は、特に「感情」を専門とした心理学者のひとりですが、今回は、脳神経科学を専門とする中野信子先生と力を合わせて、「恨み」をキーワードとした本書を提供する機会を得ました（章のサブタイトルに「心理学の視点から」とあるのは私、「脳科学の視点から」とあるのは中野先生が執筆した章です）。一般的に、人間の「心」を解き明かす学問として同一視されがちですが、両者は心を説明しようとする上での指標が異なります。簡潔に言えば、心理学では「行動」を、脳科学では「神経」を心の指標として扱うのです。いずれも、心それ自体を扱っているわけではありませんが、心の働きに迫ろうという目指す射程は同じです。

本書を通じて、恨みや妬みの正体に迫り、それらを有効に活用する術を提案したいと思います。御しがたいネガティブ感情にも、きっと何か意味があるはず。それに気付くだけでも、これまで見えていた世界が一変するかもしれないのです。

澤田匡人

正しい恨みの晴らし方／目次

第1章　恨まずにはいられない

〜心理学の視点から①

なぜ怒り続けられるのか

「悲しいことがあった」「腹立たしかった」などの悲しみや怒りは、気の置けない人に愚痴るなどして、誰かにわかってもらうことで鎮めたり和らげたりできます。自分の人生に深くかかわるものではない些細な出来事であれば、知らないうちに気にならなくなるものです。

しかし、それが「恨み」となると話は別です。口に出すことが憚られ、たとえ親しい人であっても、それを理解し合い、シェアすることは難しいでしょう。だからといって、恨みを抱え込み、ため込んだままにしておくのは危険です。なぜなら、鬱積した感情が自分に向かうと精神的な健康を害し、他者に向かうと誰かを傷つけることがあるからです。

なぜ、悲しみや怒りに比べ、恨みは誰かに話しにくい感情なのでしょう。それは、恨んでいる自分への後ろめたさ、恥ずかしさを伴う感情だからです。

不当な行為や侮辱した相手に対する怒りが繰り返し思い出される状態になってしまったら、それは怒りではなく「恨み」と称しても差し支えありません。

恨みは、自分を不当に傷つけた相手に対して抱く感情なのです。

心理学では怒りの研究はたくさんあるのですが、恨みに焦点を絞った研究は多くありません。しかし、恨みは持続した怒りだと考えると、説明の幅が広がります。

たとえば、通勤電車や雑踏で突き飛ばされて苛立つこともあれば、仕事でミスをした同僚や部下に声を荒らげることもあるでしょう。また、仕事や趣味で結果が出せなかったときは、怒りの矛先が不甲斐ない自分に向くこともあります。しかし、一口に怒りといっても、すぐに収まるものと、なかなか収まらないものがあります。この違いは一体どこにあるのでしょうか。

私たちは、自分を怒らせた出来事を何度も思い出し、その度に怒りに駆られることがあります。こうした状態を「侵入思考」と呼びます。自分を怒らせた過去の出来事がいまさっきのことのように思い出される、まさに過去が現在に侵入してくるかのような状態だからです。

また、それを繰り返し考えて、色々と思いを巡らすこともあります。これを

「反すう」と言って、長期化すると精神的な健康を害する場合があります。たとえば、ネガティブな出来事についての反すうは、うつ病のリスク要因になっていることがわかっています。

さて、これらをまとめると、恨みとは「思い出し怒りにとらわれた状態」もしくは、「怒りをもたらした出来事を反すうせざるをえない状態」とみなせます。

社会心理学者の遠藤寛子氏と湯川進太郎氏は、一週間以上続いている怒りが維持されるプロセスについて約1000名の大学生を対象に調べています。彼女たちの研究によって、一週間以上怒りを維持させている主な原因は、侵入思考と反すうであることが確かめられています。

ちなみに、この調査に参加した大学生のうち約2割は、3ヶ月以上も収まらない怒りについて回答していました。こうした場合、単に怒っているというよりは、冷めやらぬ怒りを抱いている、要するに「恨んでいる」と考えてもよいでしょう。

不条理が許せない

そもそも、なぜ怒りが恨みへと変わってしまうのでしょうか。これは、怒りをもたらした原因に目を向けると理解しやすくなります。

たとえば、ベッドや引き出しの角に足をぶつけたときなど、「痛ッ、何でこんなところにあるんだ！」と、家具に八つ当たりする。また、ふと魔が差してパチンコを打ってみたところ、気付いたら数万円を失っていて怒りとも悲しみともつかない感情に苛まれる……こうした経験がある人もいるはずです。しかし、ベッドやパチンコ台を数ヶ月も恨み続けるというのは考えにくいです。

その一方で、足をぶつけたベッドそのものは恨まずとも、ベッドをそこに置いた人を恨むことはありえます。また、パチンコ台そのものには恨みを抱かなくとも、そんな損失をもたらす台を置いている店や店員を恨むこともあるでしょう。

このように、悲惨な結果をもたらしたのが物体ではなく他者の何らかの意図によるものだと捉えると、私たちは怒りを抑えられなくなります。自分を傷つけてきた他者にこそ問題があるのだと考えれば、たちまち恨みを抱くことができるのです。

もっと言えば、「正しくないことをされた」という被害者意識こそが恨みの源といえます。自分のプライドを酷く傷つけるようなことをしてきた相手に怒り、その怒りがなかなか収まらないとき、それを恨みと呼ぶのです。

不当な扱いをされた、侮辱された、人格までも否定されるような叱責を受けた……。こうした経験の背景にある不条理さの感覚は払拭しがたいものです。そして、なかなか気持ちの整理がつかなくなるからこそ、怒りが維持されてしまうのです。

恨みの原因はそれだけではありません。自分ではどうにもならない状況に置かれると、私たちは恨みます。

たとえば、会社のリストラで退職勧告や早期退職を迫られた場合はどうでしょうか。それまでの業績を否定され、プライドを傷つけられた怒りは相当なものです。しかし、どんな理由であれ、リストラの対象に選ばれてしまった時点で、会社に文句を言ったところで、もはや事態の改善は見込めないことも薄々わかっているはずです。だからこそ恨む、恨むよりほか術がないのです。

事件や事故で家族を喪ったときなども、加害者側を恨まずにはいられません。ほかにも、子どものころにいじめられた経験が傷となって残り、その後の人生に大きな影を落とすこともあれば、リストラや出向、左遷により人生設計が大きく狂わされることもあります。

こうした出来事は、自分自身ではコントロールできないものばかりです。相手の事情や思惑によって傷を負わされます。ですから、そこで生まれた恨みは、そうやすやすと鎮められる感情ではないのです。

これまで述べてきた通り、恨みは、被害者意識に基づいた怒りです。しかも、単なる怒りと異なり、自分の人生に関わる出来事で生じます。恨みを晴らせない状況が続けば続くほど、それは経年変化し、消えにくくなるかもしれません。言わば、服について落ちなくなった赤ワインのシミのようなものです。

しかも、自分の人格を否定されたとか、心に深い傷を負うような侮蔑の言葉を投げ掛けられるなどしたならば尚更です。その傷を癒す方法など、到底すぐには見つかりませんし、仮に怒りに任せて言い返したところで、相手に同じダメージを与えられるかどうかはわかりません。どうにもならないもどかしさ、コントロール出来ないという思いが、恨みを生むのです。

見返しとプライド

私たちは、多かれ少なかれ傷つけられると、その状況に応じて怒りを感じます。アメリカの心理学者ジェームズ・アヴェリルは、「失われた自尊感情の回復」が怒りの目的であると述べています。自尊感情とは、プライドや自己評価と言い換えることができます。プライドを傷つけられて怒るのですが、それを癒す道筋を照らすためにもまた、怒りが存在しているというわけです。

こうした考え方に沿うなら、恨みを感じた後にも、傷ついたプライドを回復させるような行動をとりやすくなるはずです。

その一つが「仕返し」です。相手にも自分と同じ傷を負わせ、自分と同じ苦しみを味わわせてやりたいと思うのです。

しかし、仕返しをしたからといって、傷ついたプライドや自己評価が元通りになるものでしょうか。そもそも、何らかの方法で恨みを晴らす行為に出たとしても、相手が自分と同じような痛みを感じ、自分と同じような苦しい思いをするとは限らないのです。

仕返しではなく「見返し」という言葉もあります。これは、かつて自分を侮辱した相手に、立派になった姿を見せつけるという行為です。見返しは、仕返しと異なり、プライドが回復されるという結果を報告している研究もありますが、それは自分の周囲から承認される能力に関わるものに限られていました。

ですから、こうした意味での見返しが成功する場合というのは、実際にはあまりないかもしれません。能力の評価といっても、その基準が明確なもの、たとえば、運動競技や営業成績など、評価が数値化されているようなものであれば、見返してやった、という実感が得られるかもしれません。しかし、それによって、不当な評価をした相手の鼻を明かせるかどうかは別問題なのです。

むしろ、恨みの対象となっている当の本人は、恨まれている自覚に乏しいものです。いじめの被害者はいじめられたことをよく覚えていて、加害者を恨んでいたとしても、加害者の方はなんとも思っていないどころか、いじめたことすら覚えていない……なんて場合も少なくないのです。

自分を侮辱してきた、不当な評価を下してきた相手を見返すというのは、現実的には極めて難しいと考えてよいでしょう。

そもそも、自分を軽視した相手に認められなければ、傷ついたプライドが回復しないというのも考えものです。なぜなら、それは相手に執着し、振り回されている状態から脱していない証でもあるからです。かつて自分をバカにした人が、掌を返したようにすり寄ってきたとします。そんなことで満足できるほどの恨みであれば、実は、それほど傷ついてはいなかったのかもしれません。

仕返しの流儀

見返すのが難しいならば、残るは仕返しをするしかありません。仕返しは、報復や復讐など、色々な表現で言い換えることができます。

ドイツの哲学者マックス・シェーラーは、報復と復讐は異なるといいます。両者とも、自分を傷つけてきた者に仕返しをする点では共通しています。しかし、やられたらすぐにやり返すのが報復です。そして、すぐにはやり返さずに、色々と計画を練ってやり返すのが復讐だというのです。

たしかに、電車で思い切りぶつかってきた人に、すぐに文句を言うことを復讐というのは大袈裟でしょう。ですから、こうした仕返しは、その場で生じた恨みをすぐに晴らそうとする報復だと考えるとわかりやすいでしょう。

心理学では、このように、怒りに駆られて誰かに対して報復するような行動を「反応的攻撃」と呼びます。不快な人物や刺激に反応してやり返すというニュアンスがあります。

しかし、私たちは常に怒り狂っていなくても、人を傷つけることもあります。怒り駆動型の即時的な攻撃ではなく、もっと冷静に攻撃を行うことができるのです。

たとえば、凶器を持ってコンビニに押し入った強盗は、手にしたバールのようなものが、いかに本物のバールに似ているかをレジの店員に自慢したくて仕方ない……わけがありません。彼らの目的は、お金を奪う、その一点に尽きます。となれば、バールや拳銃のようなもので脅すというのは、あくまで手段でしかありません。

このように、自身の怒りに任せて攻撃するのではなくて、攻撃を手段として用いることを「能動的攻撃」と言います。まさに攻撃を道具として見なしているわけですから、その点を強調して「道具的攻撃」とも呼ばれます。

この類いの攻撃に相当する行為に、「いじめ」があります。いじめは、加害者側が怒り狂って行われるというよりは、被害者を苦しめよう、懲らしめようという明確な意図をもって実行に移されるからです。

逆に、いじめの被害者が加害者たちに仕返しをしようとするのも、能動的攻撃と捉えることができます。中学校の同窓会の幹事が、あろうことか毒入りビールや爆弾を用意して同窓生たちを殺害する計画が露見し、殺人未遂に問われたという事件がありました。動機は、中学時代にいじめられた恨みを晴らすためだったそうです。これも、時間をかけて入念に計画された能動的攻撃と言えます。復讐や制裁と呼ばれる行為は、こうした攻撃行動の一種といえます。

報復のように、やられたらすぐにやり返すという仕返し。もちろん、これが計画的になされるのであれば復讐と呼べるわけですが、いずれにしても、やられたならやり返すことについて違和感を覚える人は少ないでしょう。

しかし、私たちは、どんな状況でも同じように仕返しをするのでしょうか。

現在、感情や認知神経科学の第一線で活躍されている名古屋大学の大平英樹氏が、かつて興味深い研究を報告しています。それは、電気ショックを用いた報復に関するものでした。

この実験では、参加者は二人一組になって、合計2ターンあることを行います。それは、出題者と回答者にわかれて、出題者が出した問題に回答者が間違えると、出題者から電気ショックを与えられるというものでした。次のターンでは、役割が交代になります。

この役割はくじ引きで選ばれるのですが、それは仕組まれたもので、しかも二人のうち一人が仕込み、つまりサクラだったのです。サクラは必ず最初に出題者になり、回答者は必ず何回か問題を間違えるようにも仕組まれていたのです。

役割が入れ替わって、最初に出題者だった者が回答者になり、間違えると、既に何度か電気ショックを食らっていた出題者は、同じ程度の電撃を相手に与えたのです。やられたら、ほぼそのままやり返したことになります。

しかし、事前に「この実験は仕組まれていて、最初のターンで出題者に電撃で与える強度を指示してあります」というネタバレ情報を受け取ったグループは、何の情報も与えられていないグループよりも、電撃を与える強度が低くなりました。つまり、最初のターンでの電撃は、その人の責任ではないとみなした人たちは、報復しにくくなる傾向にあったのです。

他者が自分を傷つけてきた行為が、本人の意図によるものかどうかを判断して、もし意図的なものなら報復します。しかし、そうでなかったなら、報復の手が緩むというわけです。

たとえば、電車に乗ろうと並んでいて、突然横入りしてきた人がいたとします。目が不自由など、相応の理由があると察すれば怒りはすぐに収まるはずです。しかし、明らかに並んでいるのがわかっているのに割り込んできたと思えば、非常に腹立たしく感じられるでしょう。私たちは、相手にどういう意図があったのかを考えた上で、報復するに値するかどうかを決めているのです。

ですから、わざと傷つけられたわけでもないのに、それが故意だと解釈してしまうと、いささか面倒なことになります。

間違いなく送った仕事がらみの大事なメールの返信がないとか、ＬＩＮＥの既読スルーなどについて、送られた相手が忙しいのだろうと思えば、特に気にはならないでしょう。しかし、返信を求めていて、しかも読んでいるはずなのに、いつまで経ってもレスポンスがないというのは明らかにおかしい。どうも、私は無視されているようだ……などと考えるや否や、恨みが湧き出てきます。

このように、相手の行為が自分に対するネガティブな思いや敵意に基づいているのではないかと推測することを「敵意帰属」と呼びます。敵意帰属しやすい傾向がある人は、そうでない人と比べると、子どもの頃から粗暴な振る舞いが目立つこともわかっています。

相手の行為がその人の意志によるものではない……と思えば仕返しの手が緩む一方で、相手の意志によると思えば、やり返せずにはいられなくなる。私たちは、傷つけてきた相手がどういうつもりだったのかに応じて、仕返しの流儀を変えているのです。

代理報復と集団

私たちは傷つけられると、報復にせよ、復讐にせよ、何らかの形で仕返しを願います。不条理なことをされたという感覚や被害者意識が動機になっています。

厳密に言えば、報復は反応的攻撃の一種です。怒りの感情を持って、その相手にできるだけすぐにやり返すものだからです。それが復讐となると、仇討ちのように目的が明確で、時間をかけて実行に移される場合もありますから、計画性のある仕返しとみなせます。

それらに加えて、制裁もまた、仕返しの別形態と考えられます。制裁というのは、正義や規範に反したことをした相手に罰を与えることです。もっと簡単に言えば、「お仕置き」や「戒め」とも呼ばれるもので、不正をなした相手を注意してただそうとするものです。この種の制裁は、自分を公正な人間であると考えている人ほど行いやすいという調査結果もあります。

ツイッターなどで不用意な発言をしたアカウントを大人数でリツイートしてやり玉に挙げる「吊るし上げ」ならぬ「晒し上げ」も、こうした制裁を意図してなされているように見えます。特に、自分自身が必ずしも傷つけられたわけでないのに、道徳や習慣に背いたからと多数の人が力を合わせて制裁を与えている状態は、自分の代わりに報復が成し遂げられた状態、つまり「代理報復」が行われているとも解釈できます。

自分は直接ダメージを受けていないのにもかかわらず、自分の仲間が傷つけられると仕返しをするという現象もあります。「集団間代理報復」です。たとえば、ニュースなどで、日本人がある外国人からひどく中傷されたことを知って、その事件とは関係のない同国の人にも罵声を浴びせるような場合です。

社会心理学を専門とする縄田健悟氏と山口裕幸氏は、集団同士の代理報復のメカニズムを巧みな実験で明らかにしています。まず、実験室に初対面の3人が集められます。彼らは同じチームになるのですが、別室には、敵チームがいると知らされます（実際には敵チームは存在しません）。続いて、コンピューター上でゲームをやってもらいます。このゲームは、制限時間内に足し算を出来るだけ早く解くことを競うもので、個別に仕切られたブースで実験参加者が行いました。

このゲームをする前に、実験参加者たちには、その直前に行われた対戦成績について偽の情報が与えられました。一つは、単に勝者が敗者に300円の罰金を科したという情報、もう一方は、敵チームのメンバーが味方チームの誰かに300円の罰金を科したというものでした。

対戦後、実験参加者は全員に勝ったと告げられて、対戦相手である敵チームの決められたメンバーに罰金を科すように指示されます。罰金は、０円から５００円までの間で選ぶことができ、任意の額だけ、相手が実験に参加した報酬を減らせます。しかし、罰金を科したからといって、自分の報酬が増えるわけではありませんでした。

こうした実験の結果、あらかじめ敵チームが仲間に罰金を科したと知らされていた場合、そうでない場合よりも、敗者である敵チームの相手に対する罰金額が高くなったのです。ここで興味深いのは、今回の対戦で罰金を科された敵チームの相手は、前の対戦で味方に罰金を科してきたメンバーとは別人だった点にあります。

自分の仲間がやられたら、その相手の仲間に仕返しをするのです。しかも、縄田氏らによる別の研究では、自分の仕返し（敵チームへの罰金額）が味方チームにも伝わると知らされると、報復のモチベーションと罰金額の両方が高まることも明らかにされています。

私たちは、自分の仲間が傷つけられると、傷つけた相手と同じ集団に属する他者に対してやり返そうとし、自分の行為が仲間に見られるとわかれば、その傾向が高まるというわけです。集団の一員であると同時に、仲間から支持されたいという意識が私たちを仕返しへと駆り立てるのです。

シャーデンフロイデと癒し

もちろん、仲間が傷つけられたからといっても、先の実験のように、すぐに仕返しできるチャンスが巡ってくるほど、現実は甘いものではありません。

しかし、実際に仕返しせずとも、胸がすく思いになる場合があるのです。

たとえば、悪いことをしたとされる人がテレビで叩かれていたり、ツイッターなどで晒し上げられていたりするのを偶然見かけて、ほくそ笑んでしまったことはないでしょうか。実際に自分が攻撃しているわけでもなければ、やり返しているわけでもないのですが、誰かが不幸になっているのを見て喜ぶという経験です。

こうした感情は、心理学では、「シャーデンフロイデ」（傷がついた喜びというドイツ語）と呼ばれます。日本で言う「ざまを見ろ」「いい気味」と同様で、他人の失敗や不幸をうれしいと思うことです。

また、ネットスラングに「メシウマ」というものがあります。「今日も他人の不幸で飯がうまい」から転じた言葉です。しかし、昔から「他人の不幸は蜜の味」と言ったり、「隣の貧乏、鴨の味」という諺があったりするように、私たちは他人の不幸が嬉しいことを「おいしい」と称していますから、メシウマもこの系譜に属していると考えられます。

シャーデンフロイデは、他者の不幸が相応しいものであればあるほど経験されやすくなります。

たとえば、ふたりの大学生が飲酒運転で別々に警察に捕まったとします。ひとりは飲み会で自分の意志で飲み、友人に運転を止められたにもかかわらず自らの手でハンドルを操作。もうひとりは、飲み会では一切飲まず、飲酒した友人が運転する車に同乗したところ警察に見つかり幇助の疑いがかけられた。

どちらも同じ不幸ではありますが、どちらの不幸がより嬉しいかと問われれば、おそらく前者の大学生と答えるでしょう。なぜなら、自業自得だからです。別の言い方をすれば、その人が被るに相応しい不幸だからこそ、面白いと感じられるのです。

では、このシャーデンフロイデと恨みは、どのような関係にあるのでしょうか。

日ごろの恨みはなかなか晴らせるものではありません。しかし、『忠臣蔵』や『必殺仕事人』などの復讐をテーマとした勧善懲悪もののドラマを観たときには、多かれ少なかれ爽快感が得られるはずです。これはなぜなのでしょうか。おそらく、私たちはこのようなドラマ、漫画、小説などのエンターテイメントを通して、登場人物が抱く恨みの感情をシェアしているに違いありません。そして、登場人物が己の仇を懲らしめること、言い換えれば、仇が自業自得で不幸になる様子を観たり読んだりして喜びを感じているのです。

大学生約500名を対象に、私が教育心理学者の葉山大地氏と共同で行った調査では、「恨みを晴らすまでは気がすまない」などの質問によって、彼らが恨みやすい性格かどうかを測定しました。続いて、架空の大学生が自らの責任で不幸になるシナリオを読んでもらい、その時に感じた楽しさやうれしさの程度を回答してもらいました。すると、恨みやすい人ほど、シャーデンフロイデを感じやすいことがわかりました。

つまり、恨みを晴らすことにこだわればこだわるほど、自らの責任で不幸に見舞われた人に喜びを感じやすくなるというわけです。

しかし、シャーデンフロイデの呼び水となっているのは、恨みやすい性格だけではなさそうです。オランダの社会心理学者ウィルコ・ヴァン・ダイクたちは、シャーデンフロイデを感じる理由について、実に興味深いデータを報告しています。

実験に参加した大学生は、自分の知的能力（知能のようなもの）が測定できるという課題に取り組みました。その後、成績が返されるのですが、そこには、「知的能力が高い」か「低い」かのどちらかという結果が記されていました。

これらは、実のところ実験参加者の能力とは無関係の偽の情報でした。

続いて、実験参加者は、ある女性がアイドルのオーディションを受ける動画を見ます。その内容は、オーディションに参加した女性が音痴で、審査員から酷評されるというものでした。

その結果は、自分の知的能力が低かったとフィードバックを受けた学生たちは、そうでない学生たちと比べて、動画に登場した女性の不幸を喜ばしいと回答したのです。しかも、そのように回答したのは、課題を行う前に、自分の賢さに自信がないと答えた人たちに限られていました。

つまり、ただでさえ自信喪失気味の人が、さらにプライドを傷つけられると、全然関係のない他人の不幸を喜ぶことで自分を慰めるようになるというわけです。

恨みもまた、プライドが傷つけられたことによって生じます。ですから、恨みをもたらした傷も、それとは関係のない誰かのちょっとした不幸を見聞きすることによって癒されるかもしれないのです。

もちろん、それで完全に気が晴れることにはならないでしょう。しかし、実際のところ、恨みを晴らすために誰かを傷つけて悦に入るというのは、コストもかかりますし、リスクもあります。だからといって、相手を見返せるチャンスはそうそう訪れるものでもありません。

ですから、他人の不幸を利用したエンターテイメントによって少しでも溜飲が下がるのだとしたら、それこそ、まさに「正しい恨みの晴らし方」の一つといえるでしょう。私たちは、期せずして、自分の恨みを誤魔化す術を知っていたのです。

第2章 妬みと羨みの心理学

〜心理学の視点から②

なぜリア充が気に入らないのか

「リア充爆発しろ」というネットスラングがあります。

リアルで充実している人（たとえば、恋人がいて楽しそうにしている、など）に向けられる悪口の一種ですが、おそらくストレートな攻撃の意図はありません。むしろ、「羨ましいぞ、この野郎」のようなニュアンスで、羨みと妬みの狭間を言い表した絶妙な言葉だと思います。

さすがに「リア充爆発しろ」とコメントはしないまでも、心の中でそう感じてしまう機会にあふれた世界があります。

フェイスブックやツイッターといった、いわゆるSNS（ソーシャル・ネットワーキング・サービス）です。

「昨夜は銀座の三つ星レストランで食事」「評判の○○セミナーに参加！　人生観がガラッと変わりました」「お正月は例年通りハワイで過ごします」など、フェイスブックやツイッターのタイムラインには、投稿者のプライベート画像が次々とアップされています。

こうした投稿を自分が発信する側だったら、それなりのメリットがあるでしょう。なぜなら、知り合いからポジティブなコメントやリプライがあると嬉しいものですし、自分のプライドを維持するのにも役立つかもしれないからです。

カナダで行われた調査では、ナルシストほどフェイスブックを頻繁にチェックしているという報告もあるくらいですから、私たちも自分の投稿にどれくらい「いいね！」が付くのか、多かれ少なかれ気になっているはずです。

では、これと逆の立場になったらどうでしょうか。つまり、他人の投稿を閲覧する側に回った場合です。もちろん、投稿を見て、応援したくなったり共感したりすることも多いでしょう。しかし、あまりに幸せな投稿ばかりを見ていると、だんだんと憂鬱な気分になったり、不愉快な気持ちになったりすることもあるはずです。

フェイスブックのアカウントを持つアメリカの大学生約４００名を対象に行われた研究があります。そこでは、フェイスブックの利用年数が長い人ほど、他人の方が幸せだと感じていると同時に、人生は公平ではないとも考える傾向にあることがわかりました。

私たちは他者と比べることで、自分の評価やプライドが左右されてしまいます。この調査結果が示すように、リア充ぶりを見せつけられ、不公平であるという思いから苛立ちが募ると考えても不思議ではありません。

しかも、SNS用に演出された幸せだとわかってはいても、それを大量に見せつけられたら堪りません。自分だけが地味でつまらない生活をしているような気になり、ときには仕事が思うように進まなくなるかもしれません。

こんなとき、私たちが経験するネガティブ感情の一つに「妬み」があります。妬ましいと思われた人物は記憶に刻まれやすいと同時に、その記憶による弊害もあるという研究があります。

アメリカの心理学者サラ・ヒルらによると、妬みを感じさせるような人物と、そうではないニュートラルな人物では、妬ましい人物のフルネームの方がより正確に思い出せるというのです。これだけなら、妬みには記憶力を高める良い効果があるようにみえます。しかし、その後、難しいワードパズル課題を与えると、妬ましい人物の名前を間違えることなく思い出せた人たちの方が、そうでない者たちよりも課題の解決を諦めるのが早かったのです。つまり、妬みに関する記憶が、思慮を要する作業の邪魔になるというわけです。

フェイスブックは、自慢話をする場所としては、実に便利なＳＮＳかもしれません。「いいね！」が付くか、ポジティブなコメントが付く場合が多い、良くも悪くも生ぬるい世界だからです。

その反面で、リスクもあります。常に名前付きの他者と自分との比較を余儀なくされるからです。ブラウザを開けば、知りたくもなかった情報が次々と眼中に飛び込んできます。リア充ぶりを見せつけられると、比べずに済んだことを比べて、妬まずにはいられなくなるのです。

誰もが簡単に情報発信ができるようになり、大勢の人と情報を共有するために生まれたフェイスブック。しかし、ときには幸せたっぷりな投稿に食傷気味にもなるなど、さしずめ「妬みの展覧会」といったところでしょうか。

持たざる者の悪意

妬みの中核には、自分より優れている人、自分が持っていないものを持っている人、自分より早くこれらを手に入れた人に対する苦々しい思いがあります。それはお金や財産といった手で触れられる物体に留まりません。能力や地位の高低、容姿の美醜、権力やコネの有無、学業や営業の成績……、実にさまざまなものについて妬みや羨みを禁じ得ないものです。

もちろん、誰彼構わず妬むわけでもありません。私たちは、自分にとって重要なものかどうかを判断し、それを持った他者を羨みます。しかし、時には悪意に満ちた感情に支配される場合もあります。

アメリカの心理学者で、妬み研究の第一人者でもあるリチャード・スミスは、優れた相手に対する敵意を中心とした妬みを「本来の妬み」と呼んでいます。なぜ、わざわざ「本来の妬み」などと呼ぶ必要があるのでしょうか。

旧約聖書では、「妬み（envy）」は七つの大罪のひとつであり、ネガティブなニュアンスが強調されています。実際、妬ましい他者の足を引っ張ったり悪口を言いふらしたりするなど、だれかを傷つける行動に繋がることも明らかにされています。

しかし、こうした妬みとは別の妬みも想定されているのです。要するに、ネガティブではない妬みです。そう、日本語では「羨み」と呼ばれる感情がそれです。

「豪華な料理を食べた」「素敵な恋人ができた」という話をきいて「すごいね」「羨ましいね」と賞賛の言葉を投げ掛けることがあるでしょう。とりわけ、料理や恋愛に強い関心がなければ、相手を妬ましいとは思わずに、二心なく祝辞を贈れるはずです。

心理学では、羨みに近い妬みを「良性妬み」、ネガティブなニュアンスの強い妬みを「悪性妬み」という風に分けて考えるのが研究のトレンドです。

この分類は、腫瘍にたとえるとわかりやすいかもしれません。羨みは、ほうっておいても特に害がないことが多く、良性腫瘍のようなものといえます。一方、妬みのように誰かに対する敵意がにじみ出ている感情は、妬みの対象となった人の不幸を願いつつ、経験している自分自身もつらくなります。このように、妬みは悪性腫瘍のように、心の健康を害する危険性すらあるのです。

たとえば、妬ましい相手に面と向かって「羨ましい」とは言えても、「妬ましい」とまではなかなか言えないものです。なぜなら、こうした感情をストレートに表すのは、相手にくらべて自分が劣っているのを公然と認めるようなものだからです。とても恥ずかしくて、そうやすやすと話せるものではないのです。

たかしげ宙と皆川亮二によるSF漫画『スプリガン』に、印象的な場面があります。この漫画の主人公は、超古代文明の遺産を守る番人スプリガンのひとり、御神苗優（おみなえゆう）です。彼は幼い頃、アメリカ軍の極秘プロジェクトに拉致され、ナンバー43として洗脳と特殊訓練を受けるも、人間らしさを取り戻します。物語の終盤、ナンバー0という、主人公と同じく名前や出自を抹消された男性が率いる部隊が日本壊滅に乗り出し、主人公を執拗に攻撃します。最終的には敗北を喫したナンバー0。主人公から手を差し伸べられても、彼はそれを拒絶して、こう言います。

「だって僕は……僕は……ぼくはあなたがうらやましかったんだ……さようなら、御神苗優……」

その直後、ナンバー0は手榴弾で自爆します。同じ条件で作られた兵士であったはずなのに、御神苗優だけが人間に戻れ、人間らしい生活を送っていました。その羨ましさに敵意を加えた悪性妬みによって、主人公を追い詰めようとしたのでしょう。そして、真意を相手に伝えたのは、命を絶つ直前でした。

こうした心情の描写からもわかるように、自分が抱いている妬みを誰かに知られることは、死に際に吐露できるかできないかというほど恥ずかしいことなのかもしれません。しかも、妬ましい相手と自分との間の共通点があるからこそ、堪えがたい苦しみをもたらすのです。

妬みをもたらす微妙な差

「お隣の○○君、有名私立中学に合格したんですって。同じ学校を目指してがんばっていたウチの子は落ちたのに……」

私たちは、他人の幸せを素直に喜べないときがあります。受験などは、その典型的な例でしょう。ほかにも、同期の昇進や出世を祝福できず、敗北感の混じった妬みを抱くこともあります。

その一方で、自分より10歳も20歳も年上の人が昇進しても、妬ましいと思うことはあまりないでしょう。

また、野球のイチロー選手や、テニスの錦織圭選手を賞賛こそすれ、妬むなんてことは稀でしょう。自家用飛行機で来日するスーパースターや、カリブ海の別荘で夏休みを過ごすグローバル企業のCEOを妬む人がいるとするなら、それは相当な実力者か、幻想の世界に生きている人に違いありません。私たちはあまりに能力や格が違う相手や、絶対的に手に入らないものを持っている相手は妬んだり羨んだりせずに、ただ賞賛したり憧れたりするだけなのです。

これはなぜなのでしょうか。

それは、相手が持っているものを自分も手に入れられるかどうかを判断しているからです。言い換えれば、自分と相手との差がわずかだと感じれば感じるほど、妬みが強くなっていきます。競争できる見込みがある相手だからこそ、妬ましいのです。

私たちは、自分と近い他者をわざわざ選んでから比べているようです。社会心理学の黎明期に活躍したレオン・フェスティンジャーは、こうした心の仕組みを「社会的比較」と呼びました。そして、社会的比較は、自分と心理的に近いと判定された者を対象に行われやすいと考えました。

だからこそ、自分と同等あるいは僅差だと思われる人が、自分が手に入れられないものを手に入れ、自分が届かなかったレベルに先に届いてしまったとき、私たちは、羨んだり妬んだりするわけです。

これは子どもでも同じことです。私が1600名の小中学生を対象にした研究では、相手との差がわずかである、言い換えれば、自分も同じようになれるはずだという思い込みが、妬みを引き起こしやすいことがわかりました。

この調査では、テストの点数やお小遣いなどの面で、自分より優れた架空のクラスメイトが登場する簡単なシナリオを読んでもらいます。その後、自分も彼らのようになれるかどうかの見込み、すなわち「獲得可能性」の程度について尋ねてから、妬みに関連した質問にも回答してもらいました。

また、この調査では、架空のクラスメイトについて、あらかじめ二種類のシナリオが用意されていました。たとえば、テストの成績が同じくらいだったクラスメイトに、今回のテストで負ける、というものと、もともと自分より成績が良かったクラスメイトにまたしても負けてしまう、という内容です。子どもたちには、そのいずれかを読んだ後に、自分も同じようになれるかどうか（獲得可能性）と、羨ましさやくやしさ（妬み）をどれくらい感じるかを回答してもらいました。

すると、勉強や運動といった能力面で相手が似ていたときの方が、もともと相手が優れていたときよりも、獲得可能性が高くなる傾向にありました。自分と類似していた相手が掴んだ幸せであれば、自分もそうなれると推測できるのは当然です。

さらに、妬みの対象の違いや、相手が自分と似ているかどうかにかかわらず、相手のように自分もなれると考える、つまり、獲得可能性が高く見込まれると、獲得可能性が低い場合よりも妬みやすくなることがわかったのです。

ストレス研究で有名なアメリカの心理学者リチャード・ラザルスも、自分より優れた相手を目の前にしてストレスを経験する際に、「自分だって何とかできそうだ」という認知が先立つことが、妬みの特徴であると述べています。

手が届きそうで届かない、その微妙な差こそが、妬みを育む土壌となっているのです。

羨みと妬みの狭間で

「○○ちゃん、勉強もできて運動もできていいなあ」「○○君、新しいゲーム買ってもらったんだって、いいなあ」「○○ちゃんは夏休みに家族でハワイに行ったんだって、いいなあ」……。大人と違って子どもたちは、自分より優れている人や、自分より優位な環境にいる人を羨ましいと感じ、それをストレートに表現します。

しかし、その羨ましさが「○○ちゃん、ずるい」というように、敵意を帯びたものになると厄介です。なぜなら、「勉強ができるからっていい気になっている」「ハワイに行ったことを自慢してムカつく」……などのように、妬ましい相手が攻撃やいじめのターゲットとしてロックオンされやすくなるからです。私たちは、自分にとって大事なものにこだわるようになり、その対象を限定して妬むようになります。しかも、このような傾向は、大人に近づくにつれて強まってきます。

小中学生約1000名を対象にして、私が行った調査があります。まず、成績や走る速さ、テレビゲームの所有などが、自分にとってどれくらい大事なことかを尋ねました。その後、自分より成績が良かったり、走るのが速かったりする架空のクラスメイトを妬む度合いを回答してもらいました。分析をすると、中学生になると、自分にとって重要なことであればあるほど、妬みが強まることがわかりました。

私たちは、何でも羨ましがる子ども時代から、何が自分にとって大切かどうか見定めた上で、相手を妬むように成長していくのです。

では、子どもたちは、だれかを妬んだ後、どのような行動を選ぶのでしょうか。私が大学院生だった頃に、150名の小中学生に対して聞き取り調査を行いました。妬ましかった経験について「妬み」という言葉を用いて尋ねても、小中学生では語彙力の問題からうまく答えられない可能性がありました。そこで、「友だちやきょうだいがいい思いをしているのを見て、嫌な気持ちになったときのことをできるだけ詳しく思い出して話してください」と質問しました。

調査の結果をまとめたところ、よりがんばろうとしたり、妬ましい相手に助言を求めたりといったポジティブな行動をする者は、中学生よりも小学生に多いことがわかりました。

また、架空の妬み場面を提示して回答を求める形式の研究では、妬みを感じた後に、大きく分けて三種類の行動につながることもわかりました。努力に代表される建設的な行動、何もしないや諦めるといった回避的な行動、そして、相手の悪口を言いふらすような破壊的な行動です。

こうした行動の中でも、「何もしないでそのことを忘れるようにする」「仕方がないと諦める」といった回避的な行動は、小学生よりも中学生の方がすると回答していました。おそらく、私たちは成長していくにつれて、努力では到達できないレベルがあることを思い知らされ、諦めが肝腎な場合もあるのだと学んでいくのかもしれません。

これは子どもに限らず、大人でも同様であると考えられています。つまり、私たちも妬むと、努力するか、諦めるか、攻撃するかの三択を迫られるというのです。

まずは、ネガティブな羨みとも言うべき、悪性妬みを禁じえない場合について考えてみましょう。それは、自分より優れた能力や幸福を手にしている人をみて、公正でない、相応しくないと思われるときです。

たとえば、営業成績が上がっている同僚A。彼は欠勤が多いなど、以前から不真面目な勤務態度が目立ち、現在もそれは変わりません。にもかかわらず、最近になっていきなり成果を出すとは信じられない。成績の数値をいじるなど、何か不正を働いているのではないか……と、つい邪推してしまう。

ほかにも、類似した例をいくつか挙げてみましょう。

毎日遊んでばかりで自分よりも成績が悪かった友人が、自分が不採用になった企業に親のコネを使って内定をもらった……という話を聞いたならいかがでしょうか。表面的には祝辞を述べられるとしても、決して心穏やかではいられないはずです。

また、恋人を欲しがっているときに、電車の中で若いカップルを見かけたとします。それが美男美女であれば「バランスがとれている」と納得できるかもしれません。しかし、どうみても容姿に恵まれていない人が、容姿端麗な相手を連れているのを見ると、なんとなく違和感を抱くものです。

もちろん、友人のコネも考えようによっては実力のうちですし、偶然見かけたカップルのなれ初めなどは知る由もありません。そもそも、恋人の釣り合いとか、入社させるのは誰が相応しいかなどは、自分で判断できる次元の話ではないはずです。しかし、その相手が享受している幸福が相応しくない、釣り合っていない、フェアじゃない……という感覚から、不快感や敵意が生まれてくることがあります。

こうした感情こそが、まさに「悪性妬み」なのです。悪性妬みは、上手く対処することができないで放置しておくと、誰かを中傷したり、恨みに変化したりと、数々のマイナスの効果があると考えられています。

私が行った調査では、小学生ですら、悪性妬みを感じやすいと、「その人の悪口を言いふらす」とか「その人のことを無視する」といった行動を取りやすいと回答することがわかっています。ですから、悪性妬みとは、その名の通り、悪い結果をもたらす妬みといえます。

一方、妬みには、プラスの効果があることも知られています。

たとえば、同僚Aと同じく営業成績が上がった同僚Bがいるとします。その理由は定かではないとしても、普段の仕事ぶりから、「どうもかなり努力しているらしい」と推測したとします。

そんなときに感じられる妬みは、「良性妬み」と呼ばれ、その名の通り、向上心の礎にもなるとも考えられているのです。

オランダ人の社会心理学者ニルス・ヴァン・デ・ヴェンは、良性妬み（羨み）がもたらす効果の違いについて調べています。ちなみに、オランダ語にも、日本語と同じように妬みと羨みに該当する言葉が存在します。

ヴァン・デ・ヴェンらは、実験に参加した人たちに、これまでに羨みや妬みを感じた出来事を思い出させたり、架空の人物によってこれらの感情を経験させられたりした後に、言語連想課題を行わせました。すると、羨みをイメージしたグループは、妬みをイメージしたグループよりも、その後の作業を根気よく行い続けました。しかも、課題の成績も良かったのです。

このように、羨みをイメージするだけで単純な作業効率が上がるというのは救いがあるように見えます。

良性妬みは自己を高めるきっかけになるというのであれば、いつでも良性妬みを感じたいところです。しかし、それがなかなかできないのです。なぜなら、相手の幸福が相応しいか否かというのは、言い換えれば、他者の幸福が公正なものであるか否かという判断は、極めて主観的なものにならざるをえないからです。たとえ、気の置けない友人や同僚に対しても、状況によっては悪性妬みを抱いてしまうことは容易に想像できます。私たちが常に何かを欲しがり、成功を求める生き物である以上、妬みと無縁であり続けるのは難しいのです。

飼いならされる妬み

誰かを妬まずにはいられないとはいえ、もちろん例外もあります。大富豪やスター選手といった、雲の上にいるような存在です。彼らに対して憧れはしても妬みにくいものです。いくら努力したところで、自分は到達できないと諦められるからです。

憧れている間は、はじめから勝負はついています。しかし、憧れではなく妬みを感じられるのなら、それは熾烈な競争の渦に半ば身を投じていることを意味します。先に述べたように、獲得可能性がそれなりに見積もれるからこそ妬むのであって、相手のようになれそうでなれないからこそ、妬みに苛まれるのです。

ただ、競争社会とはいえ、日本では平等であることも重視されます。飛び抜けた能力や個性の持ち主が必ずしも大事にされるわけではありません。ひとたび周りと違った行動や発言をしようものなら、疎ましがられてしまいます。

また、個性を重んじると言いながら横並びの教育を推進し、個性的な人を採用したいと言いながら組織に順応しやすそうな人を採用します。出る杭は打たれ、変わった人は排除されやすい社会ともいえます。

ケンタッキー大学のリチャード・スミス教授が、私と比較文化を専門とする心理学者の一言英文氏たちと共同で行った研究があります。この調査では、アメリカ人と日本人の大学生各２４０名を対象に、過去に良性妬みや悪性妬みを経験した出来事を思い出してもらい、そのときに思ったことや、妬みを経験した頻度などを尋ねました。その結果、良性妬みと悪性妬みの両方とも、アメリカ人よりも日本人の方が頻繁に感じていることがわかりました。

おそらく、平等主義を好む日本人は、他者との小さな差が問題となりやすく、それに応じて妬みを感じる機会も増えるのでしょう。妬みが蔓延る中でも競争を強いられる社会。ほうっておけば妬みが爆発しそうなものですが、そうでもありません。どうやら、私たちの妬みをうまく和らげる仕組みがあるようなのです。

その一つと考えられるのが「累進課税」です。

累進課税は、日本の所得課税において高額所得者ほどより高い税率が課されるという課税方式のことです。高所得者ほど担税力（税金を負担する能力）が高く、かつ税金による低所得者への所得再分配効果による課税の公平（垂直的公平）を達成するための手段として採用されています。

なるほど、こうした考えに沿うなら、金持ちからたくさんの税金を取ることは当然とみなせるでしょう。

アメリカの社会心理学者スーザン・フィスクは、何らかの集団に属していると見なされた他者に対して、私たちが色眼鏡で見やすく、その結果さまざまな感情や行動が生じやすくなることをステレオタイプ内容モデルで説明しています。このモデルでは、集団に対する認知（固定観念）、感情（偏見）、行動（差別）が見事に統合されています。

たとえば、ホームレスのような「貧困層」に属する人たちに対しては、あまり有能でないという印象を持ち、嫌悪や侮蔑の感情を抱きやすくなります。その結果、彼らを無視したり、ときには危害を加えたりといった行動にもつながりかねません。

一方、ヒルズ族のような「富裕層」に対しては、おそらく能力は高いけれども、性格的には冷たい人たちではないか……と考えやすく、妬みを感じます。そして、機会があれば彼らにも危害を加えようとするのです。

ですから、なんとなく気に入らない裕福な人たちが累進課税によって絞り取られることを知って、私たちは自ら手を下すことなく溜飲を下げているのです。つまり、こうした制度の存在そのものが、大衆が抱く妬みのガス抜きに一役買っているかもしれないのです。

国政選挙でも、累進課税に反対する公約を掲げる候補者は見たことがありません。ひとたび、富裕層を優遇するような政策をつまびらかにすれば、多くの有権者からの票を失うのはもとより、「庶民の味方」からの猛烈なバッシングを招くのは火を見るより明らかだからです。ですから、「地方に活力を」「中小企業のみなさまのために」「庶民の怒りを国政に！」などと連呼しながら支持を求め、一票でも多く集めようと必死になるのです。

これに関連して、公務員を執拗にいじめる雰囲気についても同様の説明がつきます。俗に言う「公務員バッシング」です。

たとえば、何らかの不祥事や事件を起こし、その肩書きに公務員とあると「血税を払っているのに何たることか」「税金の無駄遣いだ」「公務員を減らせ」という声が必ずといっていいほど上がってきます。

しかし冷静になって考えてみてください。不祥事を起こす人は、どこの会社や社会にも存在します。公務員だから不祥事ばかりを起こしているわけではなく、まじめに仕事をしている人の方がずっと多いのです。また、当然のことながら、公務員もまた税金を払っています。

そんな公務員に対して、なぜ罵詈雑言を投げ掛ける人たちが後を絶たないのでしょう。もしかすると、公務員を敵視している人たちだけではなく、私たちも含めて、「リストラの心配もなく楽をしている」「将来が安定している」などと公務員をみなしてはいないでしょうか。エリート官僚もまた公務員です。彼らについても、普通の公務員より能力は高く、冷たい人という印象が抱かれるからこそ、彼らを排撃するような「脱官僚」などの旗印が大衆に受け入れられやすいのかもしれません。

そう考えてみると、公務員に対する私たちの眼差しは、ステレオタイプ内容モデルでのお金持ちに対する偏見とベクトルが等しくなります。つまり、お金持ちと同じく公務員に対しても一様に色眼鏡で見てしまい、妬ましく感じられます。そのため、バッシングなどを通じて危害を加えたくなったり、彼らの待遇が悪くなっても当然だと考えたりするのです。

かつて、ナチスドイツはユダヤ人を迫害しました。これについても、ドイツ人のユダヤ人に対するステレオタイプを、結果としてナチが利用したものだと考える研究者がいるほどです。当時、失業率が高まる一方のドイツの中で、ユダヤ人は富裕層に位置していました。そうした彼らに対する妬みが蔓延していた世情は、ユダヤ人を差別して貶しめる土壌としては十分だったに違いありません。

感情のシーソーゲーム

はたして、私たちは、妬ましい人にどうなって欲しいのでしょうか。かつて、ナチスドイツがユダヤ人を迫害したように、彼らが得た成功や評価が失われれば気が済むのでしょうか。それとも、「リア充爆発しろ」という言葉通り、爆発してもらいたいのでしょうか。

実は、第1章でも触れた「シャーデンフロイデ」という感情が、妬みと連動していることがわかっています。

シャーデンフロイデとは、他人の不幸を喜ぶ感情です。

「妬みとは他のものの幸せを見て悲しみにつつまれ、反対に他のものの禍を見て喜ぶように人が動かされるかぎりでの憎しみである」

これは、17世紀に活躍したスピノザという哲学者が残した言葉です。

心理学では、妬ましい人の不幸を喜びやすいことについて、それを支持する数多くの結果が報告されています。

たとえば、私が行った研究では、妬みがシャーデンフロイデを高めることがわかりました。この調査では、大学生たちに、あるシナリオを読んでもらいました。それは、架空の大学生が飲酒運転でつかまり、内定を取り消されて、しかも恋人にまでふられてしまうというものでした。

しかし、その不幸を知る前に、調査に参加した大学生たちには、架空の大学生に関する二種類の情報のいずれかを読んでもらっていました。一つは、経済的にも能力的にも有利な点が多い大学生、もう一つは、平均的な大学生でした。彼らが先のような不幸に陥った場合、調査に回答した学生の喜びの度合いが高かったのは、有利な大学生、つまり妬ましい人物の方だったのです。

なぜ、妬ましい人の不幸が喜ばしいのでしょうか。それは、妬んでいるときの心理状態にそのヒントが隠されています。

妬みを感じるのは、それは自分にとって大切なもので、相手の方が優れているという状況を察知しているからです。その時点で、自分の評価は相手よりも劣っていると認識され、プライドが傷つきます。

こうしたプロセスを、心理学では「上方比較」と呼びます。

比較過程では、自己評価が下がり、それにともなってネガティブな感情が生じます。

しかし、自分のプライドを傷つけた人が勝手に不幸になってくれたらどうでしょう。不幸になるというのは、自分の方がマシだと思うわけです。これを「下方比較」と言います。

下方比較では、自分よりも劣った人がいることで、安心感が生じます。自己評価がダイレクトに上がるわけではないのですが、なんとなく高ぶる、高揚するわけです。ですから、妬ましい人、つまり自分の自己評価を引き下げた人が不幸になると、傷ついたプライドが癒されて嬉しくなると考えられるのです。

まさに、「他者の幸福は自分の不幸、他者の不幸は自分の幸福」とみなすシーソーゲームに、期せずして身を置いている状態ともみなせます。

ただ、こうした気持ちは、人に簡単に知られるわけにはいきません。なぜなら、妬んでいるのはその人の勝手な都合だからです。

恨みの場合、たとえそれが逆恨みであったとしても、自分が不当に傷つけられたことを強く主張できます。

しかし妬みは少し違います。あくまで自分と相手を勝手に比べて、相手の方が優れているのが不公平だと駄々をこねているに過ぎないのです。

荒川弘による『鋼の錬金術師』という漫画には、まさにエンヴィーという名の少年の姿をした人工生命体（ホムンクルス）が登場します。

彼はどんな人間にも化ける能力を有しており、弱く過ちばかりを繰り返す人間を事あるごとにバカにしています。しかし、主人公の国家錬金術師エドワード・エルリックに、エンヴィーがそんな人間を羨ましがっていた真意を見抜かれてしまいます。

人間に理解されてしまった彼は、「屈辱の極みだよ」と言いながら、心臓部である賢者の石を自らの手で壊し、自害して果てるのです。

このように、自分が妬みを抱いていると誰かに知られるのは堪え難いことでしょう。なぜなら、自分が誰かに劣るという現実を叩きつけられるわけですから。

私たちは、そんな己の非力さを認めたくないがために、嫌みを言ったり誰かを傷つけてしまったりすることがあります。

ホムンクルス・エンヴィーも、人間を卑下していたように見えて、実のところは、どんなに辛いことがあっても立ち上がってくる人間の強さ、それを支える絆が羨ましかったからこそ、人間にこだわり、彼らを傷つけてきたのです。

妬みに操られないために

気をつけたいのは、自分が生み出した妬みの操り人形になってはいけないということです。『スプリガン』のナンバー0や『鋼の錬金術師』のエンヴィーは、自分の中に巣くう妬みに操られて、主人公にこだわっていた節があります。ですから、ネガティブ感情に囚われて自分を見失うのは避けたいところです。

常に誰かを妬んだり恨んだりしているように見える人、あなたの周りにいませんか。

「こんなに頑張っているのに全く認めてもらえない」「何をやっても評価されないのに、あいつばかり評価される」……。どんよりした空気が周りに漂っているような人のことです。このような人たちは、妬みを拗らせて恨みに変える負のスパイラルに陥っているようにも見えます。

妬ましい気持ちになったとき、私たちはどうしたらよいのでしょう。

まずは少し深呼吸をして、自分が何を妬んでいるのか、誰を恨んでいるのかを考えてみることです。たとえば、仕事の成果に対する評価が不本意なのか、同期の出世が妬ましいのか、意思決定の曖昧さに苛立っているのかなど、自分が置かれた状況を見つめ直します。

続いて、自分の妬みを抽出していきます。妬ましいが故に相手を全否定し、白か黒かだけで見ると、救いや余裕がなくなります。ですから、同期のあいつはいい奴だとわかっている……別にあいつを全否定するつもりはない……ただ、能力も仕事の業績も自分より劣っていると思っていただけに、あいつが先に課長になったという現実だけが納得できない……というように考えて、徐々に妬みの原因を炙り出していくのです。

そして、自覚できるようになった妬みの感情を脇に置いて、目の前にあることと、やるべき仕事に没頭するのです。こうして妬みから目を背けることなく距離を置ければ、名状しがたい感情に振り回されずに済みます。

妬みに囚われてしまうと、不用意に他者を恨むことにもつながりかねません。たとえば、同期の出世そのものは、あなただけを妬ませようとして仕組まれたものではないはずです。ただ、そんなことは重々わかってはいるけれど、どうしても妬まずにはいられないこともあるでしょう。

そんなときは、自分を冷静に眺めている「もうひとりの自分」の力を借りることです。「妬む気持ちはよくわかる」「どうしてもやりたかった仕事を取られたんだから悔しいに決まっている」。まずは、妬みの感情を抱いている自分を、自分自身でしっかりと受け止めてやるのです。

また、「妬ましい」と誰にも言えずに悶々としているくらいなら、「羨ましい」と断言する、つまり、悪性妬みではなく良性妬みなのだと、あえて強調するのも一手です。良性妬みにはポジティブな効果があるとの研究結果もありますから、羨ましいと思うことで、さまざまの作業がはかどる可能性も期待できます。ただし、良性妬みは、相手の幸福が相応しいのだと認めることからはじまります。他人を認めてから、自分を激励する、そんな心の余裕を持てるかどうかが大切なのです。

やり方さえ工夫すれば、妬みは、自分の足元を見つめ直す機会を提供してくれる感情に生まれ変わります。自分ではコントロールできない意志決定や運命に惑わされるのは、貴重な時間を浪費するだけです。

欲しいものに手が届かなかった自分は、全てを失ったわけではありません。失ったような気がしているだけで、これから新たに何かを得ようとするきっかけを与えてくれるのが、まさに妬みという感情なのです。

第3章
妬みを感じるとき、脳では何が起こっているのか
～脳科学の視点から①

妬みと嫉妬の違い

妬みと嫉妬、この2つの感情は、ほぼ同じ意味で使われます。

ですが、本当に同じ意味なのでしょうか？　完全に同じ意味なのであれば、どうして、2つの表現があるのでしょう。日本語ばかりではありません。英語でも、それぞれに対応して、envy、jealousy、という、やはり別々の単語があります。妬みと嫉妬とは非常に似ているようでいて、実は、厳密には違う感情を指すのです。言語が成立してくる過程でも、話し手たちはそう捉えてきたと考えるのが自然でしょう。

すくなくとも学術上は、妬みと嫉妬は異なる感情だとされています。

妬み（envy）は、**自分の持っていない**何らかの好ましい価値のあるものを、自分以外の**誰かが持っていて**、それを自分も手に入れたいと願うとき、その相手に対して生じる不快な感情のこと。

嫉妬（jealousy）は、**自分の持っている**何らかの好ましい価値のあるものを、自分以外の**誰かが持っておらず**、それをその誰かが奪いにやって来るのではないかという可能性があるとき、その相手を排除したいと願う不快な感情のことです。

時には、これらの２つの感情が混じって感じられることもあります。

自分にはない素晴らしい何かを、ほかの人が持っていることを知ったとき、「あの人の持っているものを私も欲しい。悔しい」と感じれば、これは妬みです。一方、「あの人の持っている特別なものを私は持っていない。特別ではない自分は取り残されてしまうかもしれない。不安だ」と感じれば、これは、嫉妬に分類されるでしょう。今いる自分の位置が誰かによって損なわれるかもしれない、という不快感です。

さて、妬みと嫉妬、両方とも女偏を使います。この漢字を発明した人は、女性の方がつよく妬みや嫉妬を感じるものだと、考えていたのでしょうか。みなさんの実感としては、どうでしょうか。

しかしながら、実感で語る、経験から語る、というのは文学や小説や、あるいはコミュニケーションの一形態、またお年を召した方が年下の人に講演会やお酒の席などでお説教として語るには良いのですが、科学的には残念ながら無意味です。

単に統計的な観点から見ても、サンプリングも偏っていますし、そもそも、実感、というとき、ほとんどの場合、十分な数のサンプルが取得されていませんん。また、観察者の認知バイアスが排除されていない可能性が高く、その条件で観察された事象が語られたとき、その内容の信頼性は極めて低いと言わざるを得ません。女の方が妬みが強い、という「経験知」は、科学的には意味をもたない、血液型占いのような類の言説にも似ています。

男と女の両方を経験するということは現在の人類には不可能ですので（両方の性を経験している人の脳は、男か女かという分類でなく両性脳というほうが適切でしょう）、どちらの方が妬みが強いか、あるいは嫉妬深いのか、経験的な知識からだけでは、きちんとしたことはいえないのです。

では、科学的にはどう比較するのか。脳科学では、実際に脳の中身を見る装置を使って、脳が働いているところを観察・比較します。そして男女でどの程度違うのかを調べます。脳の中身を見る装置として現在よく使われているのが、ファンクショナルＭＲＩ（ｆＭＲＩ）です。

ｆのつかない普通のＭＲＩは有名ですよね。みなさんどこかで耳にされたことがあると思います。人体の内部構造を、身体を切ることなく、可視化できる装置です。この装置を脳に適用することもでき、脳の内部に病変がないかどうかを、頭蓋骨を切り開くことなく、調べることができます。怪我や事故のあとに入ったことがある方もいらっしゃるのではないでしょうか。

ＭＲＩでは、放射線ではなく、強い磁場を使います。人体を構成する物質には水や脂肪などがありますが、これらの成分にはほとんどかならず水素原子が含まれています。磁場をかけると、この水素原子が信号を出すのですが、それをキャッチして画像化すると、どこにどの程度どんな物質があるのかを可視化することができ、内部の構造がわかる、というしくみです。

ｆＭＲＩでは、この原理を応用して、脳における血流の変化を観測します。脳神経細胞の電気的活動を直接見ているわけではなく、神経活動に伴う代謝や脳血流量の変化を計測することで、脳の活動を間接的にとらえるという方法です。

血液中では、赤血球中のヘモグロビンが酸素を運ぶ役割を担っていますが、酸素と結びついたヘモグロビン（オキシヘモグロビン）と、酸素を手放したヘモグロビン（デオキシヘモグロビン）では、磁場に対する振る舞いが違います。オキシヘモグロビンは反磁性体ですから、MRI信号に影響を与えないのですが、常磁性体のデオキシヘモグロビンは磁場を歪めるので、水素原子の出すMRI信号が弱められてしまいます。

脳が活動するというのは、神経細胞が活動するということですが、神経細胞の活動が増加すると、そこで酸素がたくさん消費されるようになります。すると、その近くのデオキシヘモグロビンの割合が上昇します。

その数秒遅れで、局所的な脳血流量が急激に増加します。これが、消費された量よりずっと多い酸素を供給するので、オキシヘモグロビン濃度が急激に増えます。すると、MRI信号が強くなり、また長く持続します。これをBOL

D効果といいます。

ＢＯＬＤ効果は、１９８９年、現在は東北福祉大学特任教授でいらっしゃる、小川誠二先生によって発見された現象です。脳の活動を見ることができるｆＭＲＩは、小川先生の研究がなければ実現されなかった装置ですから、もし「ｆＭＲＩの開発」という業績にノーベル賞が与えられるとしたら、小川先生がきっと受賞者の筆頭になられることでしょう。

また心理学では、できるだけ観察者の偏見を入れない方法で測定できるような工夫をして、実際の心の動きを数値化（定量化といいます）して比較していきます。こちらは、澤田先生の章に心理学の実験がたくさん紹介されていますから、具体的な方法論を知りたい方は読んで勉強してみてください。

それでは、実際には、男女どちらの方がより強く妬みを感じているのでしょうか？　この問題については、実は男性の方が、妬みが強いということが明らかになってきています。

嫉妬については後の章でお話しすることにして、本章では妬みについてもう少し詳しくみていきましょう。

妬みを感じる脳

妬み感情を処理しているのは脳のどこなのか。それを調べようと、放射線医学総合研究所におられた高橋先生らが、ｆＭＲＩを使って実験し、その結果がScience 誌に発表されています。

高橋先生らは大学生の被験者に、妬みを起こさせるようなシナリオを読んでもらい、そのときの脳の活動をｆＭＲＩを使って測定しました。

シナリオは、①自分と似たようなプロフィールだけれども、自分よりも優れた資質を持つ、同性の学生のエピソード、②自分よりも優れた資質を持っているけれど、自分と異性の学生のエピソード、③異性で、かつ特に優れた資質を持っているとは認められない学生のエピソード、この３つのシナリオを被験者に読んでもらいました。

すると、③のシナリオを見た時には活動しなかった、前部帯状回という脳の部分が、①と②のときには活動したのです。

妬みの度合いは、①、②、③の順に高く、この順番で前部帯状回の活動も高いということもわかりました。つまり、前部帯状回の活動が強いほど、妬みも強く感じている、ということが示唆されたわけです。

妬み、と一口にいっても、その度合いはさまざまです。本書を一緒に書いてくださっている澤田先生の研究では、類似性と獲得可能性が高くなる時に、妬み感情も強まるという結果があきらかになっています。

類似性とは、性別や、職種や、趣味嗜好や、人生の目的などがどれくらい似通っているかを示す指標です。「本来は『自分と同じくらいの位置にいる人』なのに『自分よりも優れたもの』を手に入れている」ことが悔しい。これが妬み感情、というわけです。

獲得可能性とは、自分にもそれが得られるのではないか、という可能性です。

これは、澤田先生が妬みと憧れを区別する上で導入している概念ですね。

それでは、実際に妬みを感じているときに活動する脳、前部帯状回という領

帯状回の各領域

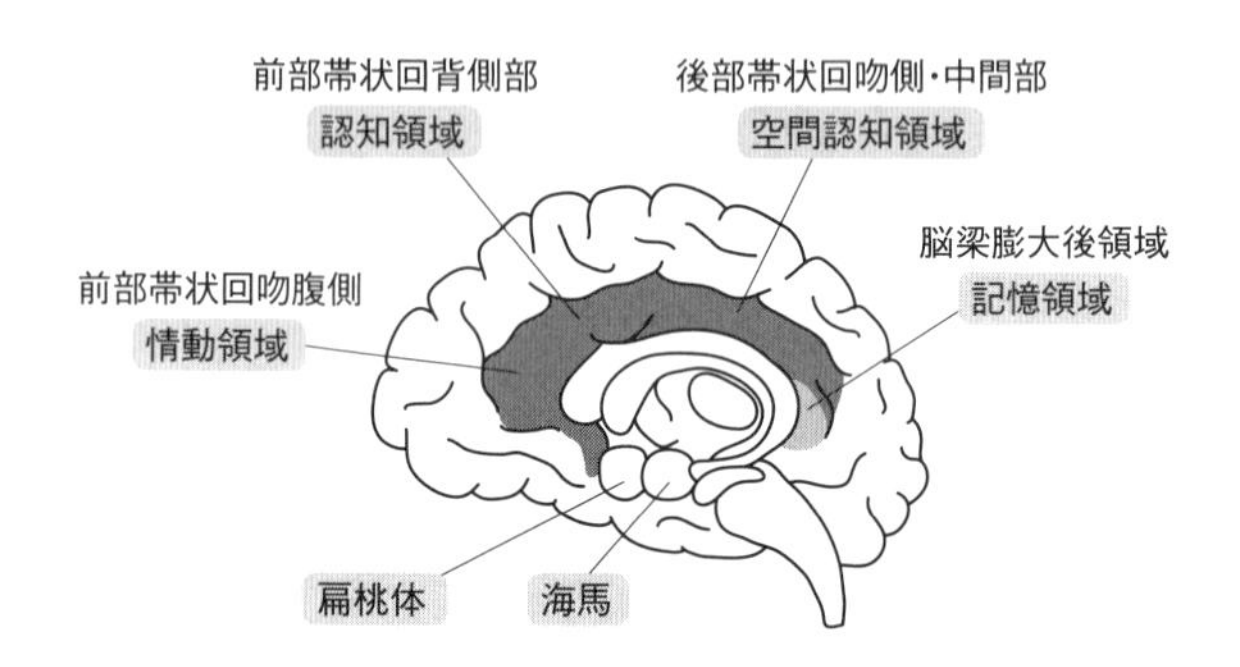
前部帯状回背側部
認知領域
後部帯状回吻側・中間部
空間認知領域
脳梁膨大後領域
記憶領域
前部帯状回吻腹側
情動領域
扁桃体
海馬

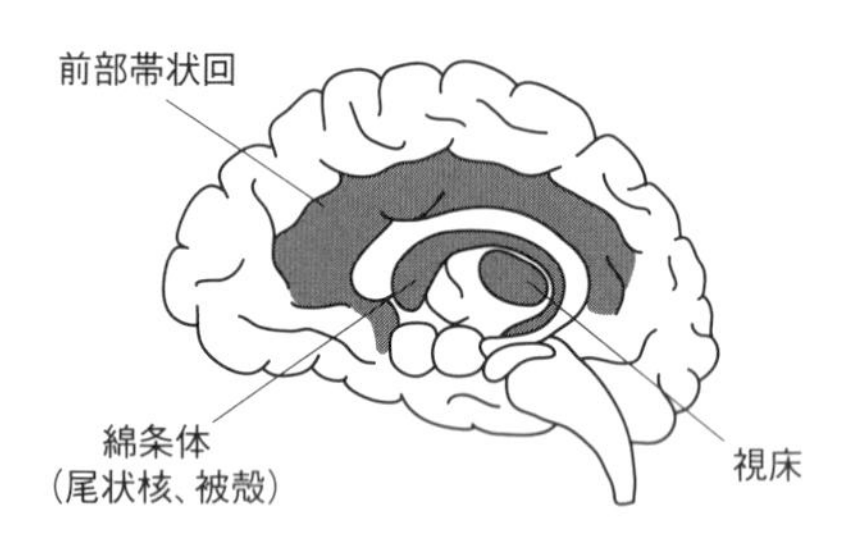
前部帯状回
綿条体
(尾状核、被殻)
視床

域は、どんな機能を担っている場所なのでしょうか。

Ｐ82の図をみてください。これは眉間を縦に割るように脳をスパッと切った正中断面です。帯状回というのは右脳と左脳をつなぐ脳梁のまわりにあります。帯状皮質とも呼ばれます。その前寄りの部分が、前部帯状回（前帯状皮質）です。だいぶ脳の奥の方にあるように思うかもしれませんが、これでも大脳新皮質の一部です。そして、やはり前頭葉らしいといいますか、高度な人間らしい機能を担っているところでもあります。

この実験を行った高橋先生は、帯状回が身体の痛みを感じる場所であるということから、妬み感情を「心の痛み」と表現されています。的確で詩的な、美しい表現ですね。

また、他には例えば、報酬予測、意思決定、共感や情動といった認知機能をこの前部帯状回が司っています。

報酬予測というのは、私たちの行動や運動における「やる気」の源ともなりうる機能で、予測される報酬の量により、「やる気」は強く影響を受けます。

ヒトでは、報酬予測にも前部帯状回が関わっていますから、妬みと「やる気」の間に関連があってもおかしくないわけです。あの人が妬ましい、だから、あの人のようになれるように、自分も頑張ろう。そう、苦しい情動をコントロールして、前向きに自分の成長につなげることができれば、こんなに素晴らしいことはありません。

脳科学からはこのように、妬みの上手な利用法がある程度は示唆されるのです。もちろん、もうすこし緻密なデザインで研究を進め、本当に妬みとやる気が結びついているのかどうかを確かめる必要はあります。

前部帯状回は、先ほど挙げた高次の認知機能のほかにも、血圧や心拍数の調節のような多くの自律的機能を司っている場所でもあります。強い妬みを感じると、頭に血が上ったような感じがしたり、ドキドキしたりすることがあるかもしれませんが、それも前部帯状回が関わっていると考えることができそうです。

他人の不幸を喜ぶ脳

妬み感情には自身の成長を促す、という前向きな機能がありそうだとはいえ、その感情を持つ本人にとってはやはり、あまり心地よいものではありません。妬ましいという感情をなんとか抑えたい、コントロールしたい、こんな感情を持ちたくない、そう思う人が大半ではないかと思います。

あまり大きな声ではいえませんが、妬み感情をすっきり消し去ることができる有効な手段の一つに、妬みの対象が不幸な目に遭うシーンを見る、という方法があります。いわゆる、ネットスラングでいう「メシウマ状態」というものです。

学術的にはこうした、妬みの対象が不幸な目に遭った時に感じる爽快感や喜びを、シャーデンフロイデ、といいます。ドイツ語で、シャーデンSchadenは毒とか蝕むとか、そんな意味をもっています。フロイデFreudeはベートーヴェンの第九に出てきますからよくご存じの方も多いでしょう、喜び、という意味です。毒の喜び、それがSchadenfreudeです。

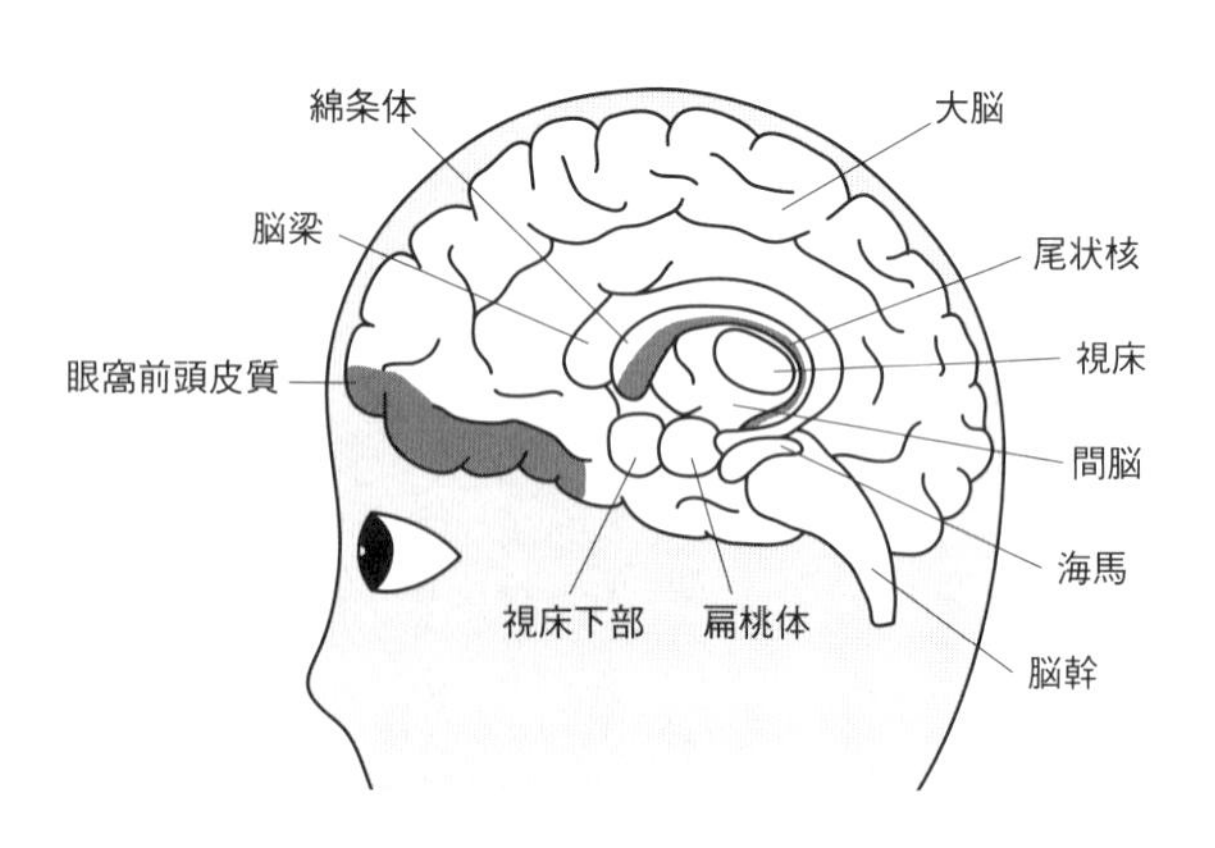

高橋先生の実験では、前部帯状回が妬み感情の度合いが高くなるのに伴って強く反応しましたが、妬み感情を引き起こす文章に続いてシャーデンフロイデを引き起こす文章を提示すると、快感を司る、線条体と呼ばれる部分の活動が高くなったのです。さらに、この線条体の反応は、前部帯状回の活動が高かった人ほど、強かったということもわかりました。

つまり、妬み感情が強いほど、その相手が不幸な目に遭った時の喜びもひとしお、というわけです。なんだか、人間の心の闇がここにあるような感じがしますが、他人の不幸を喜ぶという感情にも、やはりそれなりの役割があるのです。そのことは、正義について分析する後の章でまた詳しく書いていきたいと思います。

妬み続けられるのは人間だけ？

インターネットサイトの「MY LOHAS」にも紹介されていましたが、ロンドン大学のアントニオ・カブラレス教授によれば、妬み感情は、ヒトが生き延びてくるために必須だった感情で、進化の過程で遺伝子に組み込まれた重要な機能なのだといいます。

妬み感情があることで、ヒトでは「できるだけ多くのものを手に入れたい」という絶対評価でなく、「『周囲の他の個体と比べて』より多くのものを得る」という相対評価が、エサ探しやパートナー探しなどの行動を促進する原動力となるのです。

エサ探しについては絶対評価と相対評価でどの程度、利得が変わって来るか、ちょっと計算しにくいですけれども、パートナー探しという観点で考えると、相対評価の方が迅速にパートナーにアプローチし、子孫を残す行動に結びつけやすくなるので、利益が大きくなります。「たくさんの異性の中から、その中でベストの個体を見つけ出し、競合する他の個体よりも素晴らしい子孫を残したい」。そういった競争原理が働く条件下では、妬み感情が行動のアクセルとして働くほうが、自分も生き残りやすく、しかも子孫を残しやすかったのでしょう。

また、ドイツのゲーテ大学で社会学を教えているロルフ・ハウブル教授は、良性妬みの価値を社会科学の観点から指摘しています。

消費者行動に焦点を当てて考えると、自分は持っていないけれども他人が持っている、価値の高いものの存在を認めたとき、妬み感情から消費者行動が促進されます。新しいモデルの車を購入したい。あの人が持っていたスマートフォンよりもかっこよくて性能もいいモデルを買いたい。そんな心の動きが起こって、社会全体としてみると、景気が上向く方向に妬み感情が影響する、というのです。

本来はネガティブ感情である妬みが、社会を活性化する。

おもしろい見方です。

ヒトは集団で行動することで利得を殖やし、他の生物よりも、圧倒的に繁殖に有利な環境を、自分自身の手で創り出してきました。妬みが社会を活性化する、という考え方には、そうしたヒトという種の特性が、よく表れ出ていると思いませんか。

しかし、そうはいっても、やはり妬みがネガティブ感情であることは確か。この感情は持つ方も、持たれる方も、あまり気持ちの良いものではありません。妬みを肯定的に評価する人は少ないと思います。歴史を見通しても、妬みの強い人を嘲笑の対象にしたり、腫れ物を触るように扱ったりしている記述をよく目にします。しかし、そういう人を高く評価している、という文献にはお目に掛かりません。

ところが現代では、自分や他者の妬み感情を適切に自在にコントロールすることで、自分の力を上手に発揮することができるようになったり、あるいは、景気を刺激することができたりする、ということが、心理学者、脳科学者たちの研究から明らかになってきました。

ようするに、つまらない、不快な感情だと思われていた妬みが、人間にとって重要な意味があるのだということがわかってきたのです。

もっとうまくすれば、人々が自分を妬ましく思うように仕向けることで、世の中を思いのままに動かしたりするような応用法も可能になるかもしれません。

それでは、自分の妬み感情をコントロールする力を付けるには、どうしたらいいでしょうか。まず、妬みを感じている自分を知覚するトレーニングをするのです。

妬み感情を持っていることを認めるのは恥ずかしいものです。場合によっては罪悪感すら持ってしまうものでしょう。しかし、恥ずかしさや罪深さを感じた時には、「妬み感情は、人間なら誰しもが持つ自然な感情である」ということを、思い出してほしいと思います。

無理に自己開示して他人とネガティブ感情を共有する必要はありませんが、

特に隠す必要もないのです。いちばん大事なのは、自分を客観的に見るという視点を自分の中に養うことです。

難しければ、妬み感情を擬人化して、ねたみちゃん、自分の中にいる小さい女の子、あるいは小さい男の子、として見てみるのも一つの方法です。あんまり罪の意識を持つと、ねたみちゃんがかわいそうです。せっかく、あなたのなかに生まれている大切な感情であり、生き延びるために重要な役割を果たしている機能なのですから、ねたみちゃんのことも大事にしてあげましょう。

ネガティブ感情をコントロールする第一歩は、冷静に自分を見る視点を自分の中につくることです。すると、なぜ妬みが起きたのかを分析することが、可能になります。妬み感情をヒントにして、自分の本当の目的は何だったのか、本当は何がしたかったのかが、とてもクリアに見えてくると思います。

第4章

正しさにこだわる人たち

〜心理学の視点から③

なぜ必殺仕事人が好まれるのか

明治時代までは、仇討ち（敵討ち）という仕返しの方法が制度として認められていました。自分の肉親の敵を討ってもよいとされるものです。年末になると恒例行事のように放送されている『忠臣蔵』は、仇討ちをモチーフとした物語です。『水戸黄門』『大岡越前』などの時代劇も、最後に悪者が成敗されるというお決まりのストーリーにもかかわらず、多くの人から支持を集めています。

古今東西を問わず、世の中には如何ともしがたい理不尽なことは数知れません。むしろ、不条理を感じずに生きていくことの方が難しいでしょう。

「必死に働いても暮らしは楽にならない」「頑張っても評価されない」「上司の不正を内部告発したら左遷させられた」「ブラック企業で身も心もボロボロになって辞めた」「家庭の事情で進学をあきらめた」……。さまざまな理由や経緯を経て、羨み、妬み、恨みの感情を抱えています。しかも、それをどこにぶつけたらよいかわからず悶々としてしまうのです。

ハンムラビ法典をご存じの方は多いでしょう。「目には目を、歯には歯を」

というフレーズで有名ですね。しかし、これはもともと、同害報復、つまり目を潰された罰として加害者を殺したりしたらやりすぎなので、同じ刑罰でバランスをとるべきという立場をとっています。

ですから、やったらやり返せばよいと法律的なお墨付きが昔からあったというわけでは必ずしもありません。

現在の法律も、やられたら同じだけやり返してもよい、ということにはなっていません。あくまで、罪と罰のバランスを考慮して、違法な行為をしたものに刑が科せられる場合があるというだけです。しかも、裁判所に訴えたとしても、自分の主張が通るかどうかもわかりませんし、仮に裁判になったとしても、判決が言い渡されるまでには長い時間と費用がかかります。しかも、いくら自分が正しいと思っていても、勝訴するかどうかは別問題です。

多くの人は、恨みを抱きながらも、なかなか行動に移せないものです。

「人を呪わば穴二つ」と言われます。

誰かを呪って殺そうものなら、その報いで自分も殺されることになるので、墓穴は相手の分だけではなく、自分の分まで必要になるという意味です。人を陥れようとすれば、その災厄が自分の身にも振りかかるというのですから、恨みを晴らすのは、かなりのコストがかかるだけでなくリスクも負います。

それでは、もっと手軽に恨みを晴らす、もしくは晴らさないまでも、気を紛らわせることはできないものでしょうか。

自分では手を下すことはできない。それならせめて、自分に代わって誰かに成敗してほしい。悪いことをした人は不幸になって然るべきだ……そんな思いが、私たちが求める娯楽に投影されている可能性があります。

「やられたら倍返しだ！」の決め台詞で、2013年に大ヒットした『半沢直樹』。「私、失敗しないので」という強気な発言の天才外科医が活躍する『ドクターX』。共に、腐敗した組織に風穴を開ける単純明快さは、時代劇に通じるものがあります。

さらに興味深いのは、『半沢直樹』の主人公が組織内の理不尽さに立ち向かっていく原動力、それが父親を自殺に追い込んだ相手への恨みだったことです。

まさに恨みを晴らすプロセスをドラマ化して、多くの視聴者の共感を得たわけです。

ドラマや漫画、小説などの創作エンターテイメントは、現実にはなかなかありえないことを大袈裟に描くことが多いですが、それを承知で愉しむものです。こうしたわかりやすい筋書きのドラマが根強い支持を得るのは、登場人物に我が身を重ね、自分に代わって悪を懲らしめてくれる物語を求める人たちが時代を超えて存在しているからに違いありません。

私たちは、基本的に因果応報を信じています。だからこそ、悪いことをした人が不幸になるドラマを観てスッキリするのです。これは、シャーデンフロイデそのものです。

妬みや恨みなどの感情を抱え込んで鬱々とせずに、ドラマを観て溜飲を下げる。なるほど、誰かを傷つけるよりは、はるかにコストの少ない恨みの和らげ方かもしれません。

魅惑のゴシップ

私たちは、誰かが傷ついているのを見て同情するばかりではありません。むしろ、苦しんでいる人を見るのが楽しくて仕方ないことさえあるのです。

井戸端会議や飲み会の席で盛り上がるのは、良い話よりは悪い話と相場が決まっています。

タレントの離婚、薬物所持による逮捕、ご近所トラブル……。週刊誌の中吊り広告を見ても、ワイドショーの新聞ラテ欄を見ても、これでもかというくらいこうした記事が繰り返し取り上げられています。

なぜこうしたゴシップが世の中から消えることはないのでしょう。

そもそも、私たちはテレビなどで活躍している芸能人、有名人に対して羨ましい気持ちを抱えているものです。自分たちより豊かな暮らしをしているはずだ。あらゆる場面で優遇されているに違いないと、実際には知らない彼らの生活を想像してしまいます。そして、優雅な暮らしをしている人は、それに相応しい行いをすべきであると、勝手に思い込む場合もあるでしょう。この段階では、まだ羨んでいるだけかもしれません。

しかし、こうした人が不祥事を起こしたとなれば、厳しい眼差しが向けられます。羨ましさは妬ましさと紙一重。それなりの立場にあるのだから、今度はそれなりの制裁を受けるのは当たり前だと、もともとは害のないはずの羨みという感情が、妬み、怒り、恨みを覚醒させるのです。

漠然と感じていた羨みや妬みにも、自分が劣っているという点では多少の不快感が滲んでいたはずです。その相手が何らかの不祥事を起こしたわけですから、燻っていた妬みを正当化させるには、これ以上の好機はありません。さらには、ワイドショーや週刊誌などで繰り返し取り上げられる中で、妬みや恨みが共有されているように感じられてしまう。そうなると、妬んでも良い、恨んでも構わないという後ろ盾を得たわけですから、バッシングはエスカレートしていく一方です。

これは何も芸能人や有名人に限った話ではありません。社内や校内、社宅やご近所で羨望の的だった人の不祥事にも私たちは食いつきます。なぜなら、密かに妬ましいと思っていた相手の悪口を遠慮することなく言うことができるのですから。

アメリカの心理学者トーマス・ウィルスは、なぜ他人が不幸になると満足するのかについて興味深い説明をしています。私たちは、いつでも心に余裕をもって生活できているわけではありません。常に、何らかのトラブルや心配事を抱えています。ウィルスによれば、自分が苦しい状況にあったり、劣等感に苛まれていたりするときに、自分と同じくらい不幸か、もしくは、より一層の不幸な人と比べると、気持ちが楽になったり、元気になれるというのです。そして、これこそ、第2章でも触れた「下方比較」の真骨頂なのです。

自分より早く出世した同期がミスを犯して左遷させられた、ウチの子が落ちた有名私立に入学したお隣の子が成績不振でふさぎ込んでいる、元ミスキャンパスの経歴を持つ美人の同僚が婚約破棄されたらしい……。こんなときこそ、他人の不幸は蜜の味、シャーデンフロイデの本領発揮といったところでしょうか。しかも、自分は安全な位置にいながらも、誰かの不幸を知るだけで、今まで沈んでいた気持ちを奮い立たせてくれるのですから堪りません。ですから、私たちは下方比較の効能に魅せられるあまり、足並みを揃えてゴシップ記事を読み漁ったり、知り合いの不幸をネタに噂話に花を咲かせたりするわけです。

這い寄る同調圧力

現代は、見ず知らずの者同士が簡単に情報を共有できます。フェイスブックやツイッターなどが、それを実現してくれるからです。こうした情報の共有は、私たちが足並みを揃えて行動すること、すなわち「同調」の促進にも一役買っているようです。

アメリカで活躍したソロモン・アッシュによる同調実験はあまりにも有名です。この実験では、ある線分の長さを判断させる課題が用いられました。最初に線分を見せてから、その後、３つの線分から最初に見たものと同じ長さの線分を選ぶというシンプルな課題です。しかし、１００％が正答するような簡単な課題だったにもかかわらず、先に誤った選択肢を選ぶサクラばかりの中に何もしらない実験参加者を一人含めて実験を行ったところ、実験参加者のうち、少なくとも1回は誤答を選んだ者は7割にも達したのです。彼らは、周りの意見に流されて、誤った選択肢を「正しい」とみなしたか、もしくはそう答えざるを得ない空気に流されたということになります。

この実験は1950年代に行われたものです。しかし、現在の日本人にも通じる部分があります。

日本の就職活動では、黒髪に白シャツ・黒系のスーツの着用が推奨されます。そんなことをわざわざ指南するテキストやブログがあるほどです。なんでも、黒いスーツであれば、面接官からの心証を害することがなく、リスクゼロなのだそうです。

教育の世界でも、「個性を大切にしましょう」とは掛け声ばかり。日本の社会ではできるだけ目立たないことを求められます。「能力を伸ばしましょう」と言いながら、出すぎると足を引っ張られてしまいます。

もちろん、こうした同調を尊ぶ文化は、一致団結したときには集団の高いパフォーマンスに繋がるなど、良い側面もたくさんあります。しかし、同調圧力は、より深刻な事態を招く可能性も孕んでいます。

たとえば、ツイッターで、悪ふざけ投稿がまたたくまに共有と拡散される現象、吊るし上げならぬ、リツイートによる「晒し上げ」による炎上は、もはや日常茶飯事となっています。

しかも、怒りの矛先はネット上だけに留まらず、問題の投稿をした者の勤務先や学校にまで「電凸（でんとつ）」が殺到する場合もあります。電凸とは、問題となった者が所属する団体や組織に対して、「けしからん！」と電話やメールで事実関係を問いただし、時にはやり取りを公表したりすることです。電凸を受けた側にとって、問題がさらに大事に発展するばかりか、損失を被った企業側から、投稿者が訴えられる事例も増えています。

こうした晒し上げは、情報の共有についての同調が、「正しくない」と思しき投稿に向けられたものといえます。これを圧力と呼ぶかどうかは微妙なところですが、大勢によってリツイートされているという事実だけでも、その投稿を批判してもかまわないという空気を醸し出すには十分でしょう。

それにしても、自分とは何の面識もない人の投稿に、なぜここまで怒りが湧き上がってくるのでしょうか。自分が傷つけられたわけでもない相手を追い詰め、大きなダメージを与えることに、なぜここまで執着するのでしょう。

考えられる要因として、正しさの感覚と匿名性が挙げられます。自分が正しい、相手が間違っているという意識が高まると、私たちはその相手を傷つけることを厭わなくなります。しかも、匿名性が発揮される状況では、その傾向が強まるのです。

このように考えてみると、学校における「いじめ」にも、ツイッターの晒し上げや電凸に通じる特徴が透けて見えてきます。

いじめが問題視されるたびに「傍観者も加害者と同罪である」などと、したり顔で批判する教育評論家やコメンテーターを見かけたことがあります。いじめの被害者を助けないのは、結果的にいじめを支持しているも同然だから、というのがその背景にある理屈です。

しかし、実際に教室でいじめが起きたとして、そんなに仲良くなかった、むしろあまり好ましいと思っていなかった人がいじめられていたらどうでしょう。わざわざ、自分もいじめられてしまうリスクを負ってまで助ける道理があるでしょうか。

いじめがあったとしても、そう簡単に解決できない一つの理由が、おそらく同調圧力です。皆がいじめを見て見ぬふりをしている状況では、自分がわざわざ動かなくても……という気持ちが強まるのです。いじめに参加している人たちも同じで、周りがいじめているのだから、自分たちもそれに与しないとまずいと考えるのでしょう。

いじめを正当化するもの

「みんな仲良く」というスローガンを子どもたちに推奨する親や教師がいます。もちろん、トラブルを未然に防いだり、団結して物事に取り組んだりできるという利点を重視するなら、仲良くしてもらうのが望ましいと考えるのは当然です。しかし、人にはどうしても「好き嫌い」という感情があります。これはそう簡単にコントロールできるものではありません。

「なぜか、彼女の言動にはいつもイライラさせられる」「どうして、彼のやることばかり気に障るのだろう」「あの人が失敗するのをどこかで待っている自分がいる」……。そんな風に考えてしまう自分をいくら責めたところで、嫌悪感を抱かずにはいられない人がいるのはどうしようもありません。

そして、彼らを追いつめるような行動に駆られることがあります。そう、前述の「いじめ」や「ハラスメント」と呼ばれるものです。

学校では「いじめ」、会社では「ハラスメント」、そして家庭では「虐待」と呼ばれますが、すべて同じベクトルの攻撃であることは疑いの余地がありません。

子ども同士のいじめと、職場のハラスメント、もちろん当事者の年齢や社会的地位は異なりますが、被害者と加害者という図式はすべてに共通していますし、行われる攻撃の種類や目的も似通っています。

では、なぜいじめやハラスメントが横行しているのでしょうか。子どものいじめの加害理由は実にさまざまですが、文化によって違いがあることがわかっています。

たとえば、日本とイギリスの小中学生を比較した心理学者の金綱知征氏によれば、両者のいじめの特徴には、大きな違いがあるというのです。イギリスの小中学生は、自分の強さを周りに示すためにいじめる傾向があると金綱氏は指摘し、これを自己顕示型のいじめと呼んでいます。

一方、日本の小中学生は、「周りをイライラさせる」などの理由で、相手をいじめます。つまり、大義名分として「周りに迷惑をかける人」を槍玉に挙げているわけです。集団維持型のいじめとも呼ばれるこうしたいじめは、相手が単に気に入らないというだけではなく、何らかの罰を与えるため、つまり制裁の一形態としても理解できるのです。

さらに厄介なのは、いじめの理由について、加害者側がそれほど深刻に考えていない点です。日本の非行少年に対して、過去に誰かをいじめた理由を尋ねた研究では、「なんとなく」などが上位を占めていました。加害者たちは、自分たちがどういう感情を被害者に抱いているのか、はっきりと自覚できないまま、いじめを行っている節もあるのです。

また、いじめの当事者にならずとも、ほかの人がいじめているのを黙認するケースは多いでしょう。いじめられるようなことをしたんだから仕方ないと、いじめ行為を正当化できるのも、いじめが仕返しとして認識されているからに他なりません。ですから、自分はいじめに加わらなくても、「いい気味」「ざまを見ろ」などと、いじめる側を応援してスッキリしている人もいるでしょう。

いじめの被害者にも非があるという認識の上で、いじめが正当化されてしまうのです。

たとえば、かつて私の研究室で、1400名ほどの小中学生を対象に行った調査があります。架空のクラスメイトが、「汚い」とか「元いじめっ子」などの制裁的な理由でいじめられている場面を目撃したときの気持ちを尋ねたのですが、それに回答した子どもたちの半数は同情的でした。しかし、それ以外は、いじめを喜んで見たり、同情しなかったりといった特徴があることがわかりました。

つまり、明らかに制裁だとみなされているいじめには、目撃している人たちにとっても受け入れられやすい側面があるのです。

こうしたいじめの正当化は加害者側もあまり自覚していないかもしれません。直接手を下さずにいじめを黙認し、容認する人は、罪悪感もなく、責任を取らなくてすむ立場でほくそえんでいるのですから、始末に負えません。

しかし、私たちがこの始末に負えない立場に立たないと、一体誰が断言できるでしょう。勧善懲悪物のテレビドラマやゴシップに嬉々として群がる人たちと、いじめという名の制裁を見守る子どもたちとの間に、一体何の違いがあるというのでしょうか。

みんなで恨めば怖くない

『必殺仕事人』から『半沢直樹』に至るまで、勧善懲悪もののドラマが時代を超えて好まれ続け、ツイッターで不用意な投稿をした人が晒し上げられるのはなぜでしょうか。それは、正義に反することをした者に対して、それなりの制裁を受けるのが当然だと思っている人が大勢いるからです。

自分自身は損害を全く被っていない。傷ついてもいない。その行為をおこなった人とは何の面識もない。にもかかわらず、怒りに駆られて電凸したり、抗議の声を上げたりします。

たとえば、民家の近くに熊が現れて、猟友会のハンターが射殺したことが報道されると、猟友会や役所に対して電凸する人たちがいるそうです。彼らの言い分は「なぜ殺すのか!」「何も悪いことをしていない熊を殺すなんて……」など、熊を擁護するものが多いとか。もし、自分の家の側に熊が突然現れたら、そんな苦情を寄せるはずもないのに、全く関係のない町のことであれば、人命よりも動物愛護を優先して電凸する。しかも、見知らぬ人に対して、自分の素性も明かさずに実行できるのですから、熱を帯びた抗議になりがちです。

ツイッターで晒し上げる相手も、見知らぬ人であることが少なくありません。

相手に関する情報を十分に持っているわけでもないのにもかかわらず、リツイートが指数関数的にエスカレートしていく場合もあります。不正をなした者に対する抗議や制裁は当然の報いであり、あたかも自分たちが悪者を成敗した快感に浸りたいかのように、当事者を追い込んでいくのです。

私たちは、多かれ少なかれ、不公正な状況には怒りを覚えます。相手の行為がアンフェアだとみなされると怒りが沸々と湧いてくるものです。そして、不公正だと思う根拠は、あくまで自分にとっての正義に反している「主観的不公正」と、社会通念としての正義に反している「客観的不公正」があります。客観的不公正というのは法律に反しているとか、しっかりとした証拠があるなどの場合です。

この場合の怒りは義憤とも呼ばれます。義憤は、ツイッターなどに投稿することでたくさんの人の同意を得やすいので、またたくまに拡散されていきます。

しかし、個人的な恨みであったとしても、いくつか共感を呼ぶ要素が揃っていれば、周囲の人たちの義憤も誘発して、その相手に一矢報いることさえも可能とします。

一方、主観的な不公正に対する怒りも同様です。自分だけでなくみんなも怒っている、不公正だと認めているということがわかれば、個人の心に生まれた怒りが支持されたわけですから、はっきり表明することが可能になります。

そして、この主観的不公正によって生じる怒りの別名が、まさに妬みなのです。個人の勝手な妬みも、みんなにシェアされるのであれば正当化されます。

多くの人が、自分と同じようにその人（あるときは会社などの組織）が正義に反していると感じていることがわかれば、お墨付きをもらったようなものですから、大手を振って妬みを攻撃として表すことができるのです。

ママ友たちの井戸端会議も、上司や同僚の悪口を言いながら飲み屋で管を巻くのも、その背景は同じです。すなわち、ネガティブ感情を共有することで、正当化させようとしているのです。

芸能人に対するバッシングもツイッターの炎上も、自分自身の生活とは直接関係ないにもかかわらず、どんどんヒートアップしていきます。正義に反する行為をした（とされる）人を糾弾して、みんなで恨めば怖くないかのように、正義の味方を気取ります。

正しさで鈍る正しさ

正義が感情の源になっているという説明から、私たちがいかにいじめのような残酷な行為ができるのかに議論を広げてみましょう。

妬みや恨みがネガティブな行動につながりやすいことは容易に想像できますが、私たちは感情だけで動いているわけではありません。何らかの考えがあって、行動するかどうかを決めることもあるのです。

たとえば、寝坊してしまい、勤務先にどうがんばっても間に合わないとわかれば諦めますが、なんとか間に合いそうだと思えば、全力で走ることでしょう。私たちは、できそうだと思えば行動しますし、やれなそうだと思えば何もしません。こうした行動に先んじた認知は、「自己効力」もしくは「自己効力感」と呼ばれます。言い換えれば、自分が動けばなんとかなるのではないか、という感覚のことです。

自己効力とは、カナダの心理学者アルバート・バンデューラが考え出した概念です。しかし、彼はもともと、子どもの攻撃行動がどのように模倣されるかを研究していました。そして、人が残酷な行為に駆られる先行要因に着目し、「道徳不活性化」というモデルを提唱しています。

道徳不活性化では、いじめのような行為に先立つ要因として、複数の考え方を想定しています。

たとえば、自殺にまで追い込まれたいじめ事件が報道されて、義憤に駆られて教育委員会や学校に電凸する人たちがいます。彼らは、自分の行為が攻撃や代理報復などではなく、あくまで相手をただす「お仕置き」や「戒め」だと信じて疑わないからこそ、電凸ができるのでしょう。

しかし、電凸するのが自分ひとりではなく、数百、数千という規模となったら……と考えてみてください。電話に対応する側の業務に著しい支障を来します。また、電凸したからといって、事態が改善されるかどうかもわかりません。

そもそも、本当に悪いことをしたのかどうかについては、あくまで報道から知ったに過ぎませんから、真偽のほども定かではありません。ですから、インターネット上に流れる情報や報道を都合よく取捨選択した結果、多くの人を傷つけてしまっている可能性もあるわけです。

こうした義憤という名で偽装された恨みによる行動は、道徳不活性化の要因の一つである「道徳的正当化」によって説明できます。自らの行為（電凸）は攻撃的だとわかっていても、間違った相手をただすという目的の良さが手段の悪さを上回るなら、迷わず実行に移せるのです。これが道徳的正当化です。

一方、電話で抗議したくらい何を大袈裟な……と思われる向きもあるでしょう。怒りのあまり学校を爆破すると予告したり、教育委員会に怒鳴り込んだりするよりはマシだと。実は、そうした考え方にも道徳不活性化が関与しているのです。これを「都合のよい比較」と呼びます。自分たちがしていることは、他と比べれば酷くはないと高を括ることによって、私たちは他人を傷つけることも厭わなくなります。

誰かを傷つけるのに悪意など必要ないのです。

むしろ、善意の行為がもたらす結果の過小評価や誤解が、他者を傷つける刃を研ぎ澄ますのに役立っているとさえみなせます。自分の正しさに固執すればするほど、私たちは知らず知らずのうちに、いじめやハラスメントと呼ばれる行為に手を染めてしまうかもしれないのです。

いじめの加害者の情報を収集してネット上に晒して叩くのも、加害者は酷い目にあってしかるべきだという義憤に駆られたものです。しかし、悪いことをしたのだから、今度はどんな制裁を受けても構わないのだと叩くのもまた、「いじめ」そのものではありませんか。

ですから、私たちは、自分の中の正しさにこだわりすぎないことも大切なのです。なぜなら、私たちが正しさと呼ぶものは、状況や立場によって様相がガラリと変わるものだからです。

岩明均の『寄生獣』という漫画に、主人公の右手に寄生して自我を持ったミギーと名付けられた生物が登場します。彼は、精神世界の中で、主人公に次のような話をします。

「つまりそういうことなのさ……お互い理解し合えるのはほとんど『点』なんだよ。同じ構造の脳をもつはずの人間どうしでさえ、例えば、魂を交換できたとしたら、それぞれ想像を絶する世界が見え、聴こえるはずだ」

　これは正義について話しているシーンではありません。しかし、私たちが解り合える部分というのは、自分が思っているほど多くはないのかもしれません。

その最たる例が、この章のテーマである正義なのです。

「点」でしかわかり合えない曖昧な正義に基づいて、誰かを恨んだり妬んだりするのが人間という生物の性なのでしょう。それは時として、自分のプライドを維持するのに役立つ場合もあります。しかし、権利を振りかざし、正義に魅了されると、私たちはいとも容易く感情に操られてしまう、か弱い生き物でもあるのです。だからこそ、私たちは誰かに寄り添い、生きていくしかありません。自分がこだわる正しさに理解を示し、苦しい気持ちを受け止めてくれる、愛すべき他者の存在を求めるのです。

第5章　正義という名の麻薬

～脳科学の視点から②

「道徳的攻撃」の快感

数理社会学を専門に研究されている帝京大学の大浦宏邦教授は、著書『人間行動に潜むジレンマ――自分勝手はやめられない？』のなかで、正義を行う快感――権威主義的な快感についてこのように記されています。以下、ちょっと長くなりますが引用してみましょう。

権威主義的な攻撃性をもつ人は、些細な規則違反やミスに対して過剰に反応して罰を与えようとする傾向をもつ。（中略）自分勝手な行動に罰を与えると、脳内に快感物質であるドーパミンが分泌されるという報告もされている。これは、コストをともなうサンクション行動をスムーズに実施させるメカニズムとして進化したものと考えられるが、こういうシステムが存在すると、ドーパミンの分泌を求めて必要以上に道徳的攻撃を行う人が現われてきても不思議ではない。

サンクションというのは、人が人に与える制裁行動のことと理解していただければよいでしょう。ここでは、道徳的攻撃——正義を振りかざした攻撃行動——の存在する意味とその危険性が、数理社会学者の視点からていねいに分析されています。

ヒトは、集団で生活することによって生存していく上でのリスクを下げ、利得を上げて繁栄してきた種です。つまり、協力行動を促進させる部分を脳に備え付けているであろうことが容易に推測されます。共感の領域・眼窩前頭皮質や、良心の領域・内側前頭前野が、その部分にあたると考えられています。

しかし、協力的行動だけをとる戦略では、非協力的行動だけをとるフリーライダー（タダ乗りする戦略の個体）の勝手し放題をゆるしてしまうため、結局協力構造が壊れてしまいます。

そのため、タダ乗りする奴や、タダ乗りしかねない奴にサンクション——制裁を加える必要がでてきたわけです。制裁が充分な効果を発揮すれば、集団の協力率は高まり、みんなの利得も基本的には大きくなります。ただ、制裁を加える側には労力がかかるので、そのコストの部分はタダではありません。リベンジを警戒する必要がある、などさまざまな形でコストは具現化してきます。

この、タダ乗りしかねない奴を見抜く機能を「裏切り者検出モジュール」とよぶことがあります。日本人はとくにこの裏切り者検出モジュールが鋭敏に働き、制裁もより苛烈になりやすい傾向があるといえるでしょう。

日本人は、脳内で「安心ホルモン」であるセロトニンのリサイクルをしているセロトニントランスポーターの少ない人が世界平均よりずっと多く、危険な兆候やリスクに対して敏感な国民性を遺伝子レベルで持っています。

さらに、ドーパミンの感受性が高い遺伝子を持っている人が多いので、刺激的すぎることをあまり好みません。できるだけ波風を立てず、目立たず、周囲と調和していないと、いつか、「この人はトラブルを引き起こすかもしれない危険分子」だと見なされてしまう。そして、制裁の標的になってしまうのです。

これが、日本の学校や職場で起こるいじめの根っこにある構造です。

また、タダ乗りしかねないズルい個体を、コストを掛けてまで制裁の対象とするなかで、制裁行動が先行してしまうことがしばしばあるといいます。ちょっとみんなと格好が違うだけ、ちょっとみんなと振る舞いが違うだけ、協力行動に参加しない、空気を読めない、……こういったことで容易に制裁が発動します。またこのとき、脳ではドーパミンが放出され、ズルをしかねない個体が痛い目に遭うことを、皆で喜び合います。本当はズルをしたわけではない個体であっても、小さな逸脱があるだけでこのシステムが働いてしまう。これを、オーバーサンクションといいます。

オーバーサンクションについては大浦先生は以下のように説明しています。

ところで、サンクションというものは本来、自分勝手な行動を抑えて全員の利益を高める点に意味がある。ところが、（中略）他人に大きな迷惑をかける「悪い自分勝手」は逆に全員の利得を下げる働きをするが、迷惑の小さな「良い自分勝手」は全員の利得を引き上げる働きをもつ。したがって、サンクションの対象は他人に大きな迷惑をかける「悪い自分勝手」に限定しないと、かえって全員の利得を下げてしまうことになる。

ところが、権威主義的な攻撃は自分の利益や満足のためにサンクションをかける、いわば「自分勝手なサンクション」なので、全員の利得を上げることなどお構いなしに、些細な自分勝手にもサンクションをかけがちである。こういうサンクションを「オーバーサンクション」というが、権威主義的攻撃はオーバーサンクションを招くことで全員の利得を下げる結果を招きやすい。

つまり、ズルを「した」誰か、ズルを「しかねない」誰かに対して攻撃を加えることに快感を覚え、他人の不幸を喜べるのはヒトとして正常である、ということになりますが、この機能がうまく調節されず、誰彼かまわずオーバーサンクションの対象になり得てしまうのが現代の日本社会である、ということができそうです。

処罰感情と生け贄――スケープゴート現象

災害や事故、戦争などで多数の人が亡くなるような事態が起こったとき、ヒトは明確な原因をみつけるように努力しようとする性質を持っています。それは、次に同じ事態が起こった時に同じダメージを受けることを回避しようとして、原因を何かに帰属し、その原因を回避する行動をとるためです。ヒトはどこに責任の所在があるのかわからないという状態を極端に嫌い、ストレスを感じるようにできているのです。

しかし、災害や事故の原因をひとつに特定しにくかったり、不可抗力であったりする場合も、もちろん、現実には多く存在します。それでも、「あのとき総理はゴルフを楽しんでいた」「災害そのものは天災だが、被害が拡大したのはXXによる人災だ」などといって、責任の所在が明確でないこと・理由が特定できないことによる心理的なストレスをなんとか解消しようと、特定の人物や組織を理由をこじつけてでも槍玉に挙げ、攻撃を始めるのです。

これを、スケープゴート現象といいます。

そして、対象にされた人物や組織は、大衆から不条理な理由により糾弾されることになります。関東大震災の時に流れた「XX人が井戸に毒を投げ込んでいる」などのデマが、この現象の典型例と言えるでしょう。

また、日本の企業では何らかの問題が起きた際に「トップが責任を取って辞任する」ということが標準的な解決法として認知されています。トップの引責辞任がまかり通ることを、妙だなあと感じたことのある人は読者の中にもいらっしゃるかもしれません。これは、合理的な解決法とはとてもいえないのですが、なぜこれが標準的な解決法になっているのでしょうか。それは、スケープゴート現象があるためです。スケープゴート現象では、個人や集団の攻撃が集中的に他の個人や集団に向けられ、攻撃の量も強さも尋常でないのが特徴です。非難や攻撃の対象が正当なものかきちんと確かめられているわけでもなければ、そのような攻撃を加えることの正当性が吟味されているわけでもない、というのも特徴的です。

ヒトは誰かに責任や原因を帰属して、とにかく自らの罪悪感を軽減したい。

そのために、トップが引責辞任という形を取って、集団の攻撃性を緩和し、集団を落ち着けてやる必要があるのです。

ただ、本質的な問題が存在するとき、トップが引責辞任してしまうことで、それに対する取り組みがうやむやになってしまったり、本来解決を急がなければならない課題への取り組みの優先順位がさがってしまったりするというデメリットがあります。そのため、スケープゴート現象を無視できるのであれば、トップは続投して問題解決に取り組むのが最も合理的な選択肢です。

しかしながら、日本の民衆がそこまで合理的な思考ができるほど、成熟していて自分のコントロールができる人々かというと、とてもそうはいえないというのも現状です。

この現象をスケープゴート現象と名付けたのはドイツ・マールブルク大学のゴルヴィッツァーという社会心理学者です。旧約聖書のレビ記に「そしてアロンは生けるヤギの頭の上に両手を置き、ユダヤ人のすべての悪行、犯罪、宗教上の罪を告白するであろう。そして、彼はヤギの頭に罪を被せ、荒野に追いやるであろう」という一節がありますが、古代贖罪の日にはこの儀式が行われていました。儀式では2頭のヤギが使われ、そのうち1頭は神にささげる生贄となり、もう1頭は人々の罪を背負わされて荒野に追い払われたのです。

本当は、生け贄のヤギが背負わされているのは罪そのものではなく、人々の処罰感情と、彼ら自身に内在する罪の意識なのですが。

あの人は罰を受けて当然？——「いじめられる側にも理由がある」の心理

防衛機制、という単語を聞いたことがあるかもしれません。意識化されると不安を引き起こすような気持ち、恥ずかしい体験の記憶、不快な思考などを、弱めたり回避したりすることによって、心理的な安定を保とうと、とっさに起こる反応のことです。

通常は、無意識のうちに生じる反応です。本来は病的なものではなく、誰にも認められる正常な心理的作用ですが、常習的に起こっていると、それが病的な不適応症状などとして表面化されることもあります。

防衛機制にはいくつかの種類があります。中でも「投影」と呼ばれる機構が、このスケープゴート現象が起こるときに機能していると考えられます。

投影というのは、自身の中にある感情なのだけれども、自分の中にあると認めると不安が高まってしまうような、受け入れがたい不快な情動や恥ずかしい心の動きについて、それを「自分以外の他者が持っているのだ」と知覚することで不安感を和らげようと起こる作用のことです。

荒野に追われるヤギが、象徴的に「その感情を持っている」という罪を背負って、その罪悪感ごと、どこかへ消え去ってくれるわけです。人々が自らの力ではどうすることもできない災厄や事故などの多発した古代、贖罪の日というのは、社会を安定させるために、たしかに有効な儀式だったでしょう。

投影の機序についてもう少し具体的に説明してみましょう。

例えばあなたに好きな人がいるとします。社会的、倫理的に許されない相手なら、例としてはなお好都合です。その相手に、あなたは性的な欲求の高まりを感じていて、できればさそってみたい、という気持ちがどこかにある。でも、それをはっきりと認めることはプライドが許さないし、恥ずかしい。

そんなとき、防衛機制としての投影が起こります。自分が相手に欲情しているのではなく、相手が自分に対して欲情しているのだと、脳が勝手にあなたの認知を書き換える。そして、あなたの内観としては実際に「相手から誘惑されている」と感じたりすることもあります。

よく起こりがちではあるのですが、相手に全くそんな気がなかったとしたら、冷静に考えるとかなり痛々しい状況ですね。

平安時代には、異性が夢に出てくると、その人が自分のことを思っている証であるとされたといいます。そして解釈の余地がたっぷりとある、歌という表現に託して、恋のかけひきが行われる。防衛機制が巧みに恋の楽しみの中に組み込まれていて、知的な寛容さがあり、なかなか面白いと感じます。

現代風に考えれば、もちろん、自分がその人のことを気になっているから夢にまで見たりするのですが、相手にそんな気がないのに自分だけがそう思い込んでいる、という実に恥ずかしいシチュエーションを、詩的に美しくソフトランディングさせることができるという点で、平安時代のこの恋愛システムは実によく練られていると思います。

それに比べると、21世紀の恋愛はなんだか野蛮ですね。結婚を視野に入れた（婚活を含む）恋愛は合理的に仕組まれ、関係が経済活動の中に構築されていきます。それだけに、昆虫の捕食行動にも似たシンプルさが際立ってしまい、若い人が恋愛にあまり魅力を感じず、むしろ恋愛を怖がるようになっているというのも、無理のないことだなと思います。

さて、妬みや、嫉妬や、シャーデンフロイデも、そのような、自分では自覚したくない、隠しておきたい不快な感情のうちに入るでしょう。

もうひとつ例を挙げるとするならば、有名人に対して大衆が執拗にバッシングするという現象が、スケープゴート現象における投影に相当します。

やしきたかじんさんが亡くなる前に結婚されたさくら夫人のこと、そしてその物語を小説にされた百田尚樹さんのことが、２０１４年末には非常に話題になりました。Amazon のレビュー欄に☆１つの投稿が１日に数十件ずつ増えるという、興味深い現象が起きたことを、覚えていらっしゃる方もいるかもしれません。冷静に考えれば、さくら夫人や百田さんをバッシングしても、とくにバッシングした人の収入が増えるわけでもなく、レビューを書いた分だけ自分の印税になるわけでもなく、しかも時間はただ消費されるという、金銭的にはどちらかといえば損になる行動なのですが、すくなくない数の人がこのような、合理的ではない行動を選択した、というところに非常に興味をそそられます。

この現象の背景を考えてみましょう。さくら夫人の姿、あるいは百田さんの姿を見た時に、バッシングに参加した人は「不快な（恥ずかしい）感情」を感じた。このことを疑う余地はないと思います。そして、その不快な感情の正体を冷静に分析する、というプロセスを、おそらくそれらの人は回避しています。

不快な感情を自分自身が持っている、ということを、認めることは通常とても困難です。そのような感情を持っていると認知するのはストレスが大きく、できるだけ意識に上らせないように、脳が勝手に認知を書き換えるからです。

このようにして、投影の機構が働きますから、その不快な（恥ずかしい）感情を、誰かが肩代わりするわけです。肩代わりするのはだれか。それは不快な感情を感じさせられた相手、すなわち、さくら夫人、百田尚樹さんということになります。

さて、この不快な感情の正体を分析してみましょう。多くの人が回避するプロセスですから、この文章を読むのも苦々しいという人もおられるかもしれません。あまりに不快であればこの項目は、読みとばしてほしいと思いますが、以下に書いていきます。

さくら夫人を見て感じる不快な感情とは、どんなものでしょうか。さくら夫人の容姿は、落ち着いた雰囲気で、和を感じさせるような、おとなしそうな女性に見えます。絶世の美女というよりは、男性からみれば、手の届きそうな感じのする人、という表現がしっくりくるでしょうか。

ここが、もしかしたら、マイナスポイントだったかもしれません。誰もが手の届かないようなスーパーモデルやカリスマ女子アナ（？）のような圧倒的美人であったならこうした感情を持たれる度合いはもっと減弱されていたかもしれません。

なぜなら、「手の届きそうな感じ」が、獲得可能性の高さを、見る人に感じさせてしまうからです。そしてそれが、妬み感情とシャーデンフロイデを強めてしまうからです。

獲得可能性、と書きましたが、それではさくら夫人が獲得して、読者が獲得しなかったものとは何でしょうか。それは、やしきたかじんという有名人の妻になったという事実と、多額の遺産（を得たかもしれない）ということの2つです。

つまり､彼女を見て多くの人が感じる不快感の正体は「私だって（俺だって）有名人のやしきたかじんに信頼されて、多額の遺産を得られたかもしれないのに、ずるい」という感情ではないでしょうか。

有名人の妻（側近）になるだとか、多額のお金を得るだとかいうことについては、恥ずかしさや後ろめたさを感じる人が多数派です。それが正当な手段で手に入れた立場やお金であってもそうです。そのように教育されている、という理由もあります。立場が欲しい、お金が欲しい、と思うことは恥ずかしいことなのだ、と教えられて私たちは育っています。すると「その立場が欲しい」「お金が欲しい」と思っていることそのものを、非常に恥ずかしいことだととっさに認知する回路が脳にはできあがってしまいます。すると、脳が勝手に認知を書き換え、「その立場が欲しいのは、自分ではなくてあの人だ」「お金が欲しいと思っているのは、自分ではなくてあの人だ」と投影の機構が動き始めるのです。

百田さんに対する感情の動きも同様で、「百田さんはお金が欲しいからそうするのだ」と思っている人は、自分もお金が欲しくてたまらない、ということになります。

これは妬み感情の面白い機能の一つで、攻撃している相手をみると、妬み感情を抱いている人の欲求がまるわかりになります。だからこそ、人々は妬みという感情を隠そうとするのでしょうけれども。

蛇足ですが「有名人に信頼されたい」「お金が欲しいと思う」などの願望について、私は人間として自然な発想であると考えています。損害を被る人がいるのでなければ、とくに否定する必要はなく、生きていくために大切な欲求であり能力の一つだという意見です。

正義が凶器になる時

いやいや、そんな分析は間違っている。私の持っている感情は妬みなどではなくて、社会正義だ。そんな風におっしゃる方の声が聞こえてきそうです。

そうでしょう、「死ぬ間際に有名人に近づき、まんまと妻の座に収まった女性とそれを売り物にして荒稼ぎした作家」に制裁を加えたいという欲求ですよね。もちろん社会正義です。

私は、社会正義ほど恐ろしいものはないと考えています。個人的には、お金が欲しいという欲求を肯定して行動できる人の方を、社会正義を標榜して他者に制裁を加える人よりは信頼できると思っています。

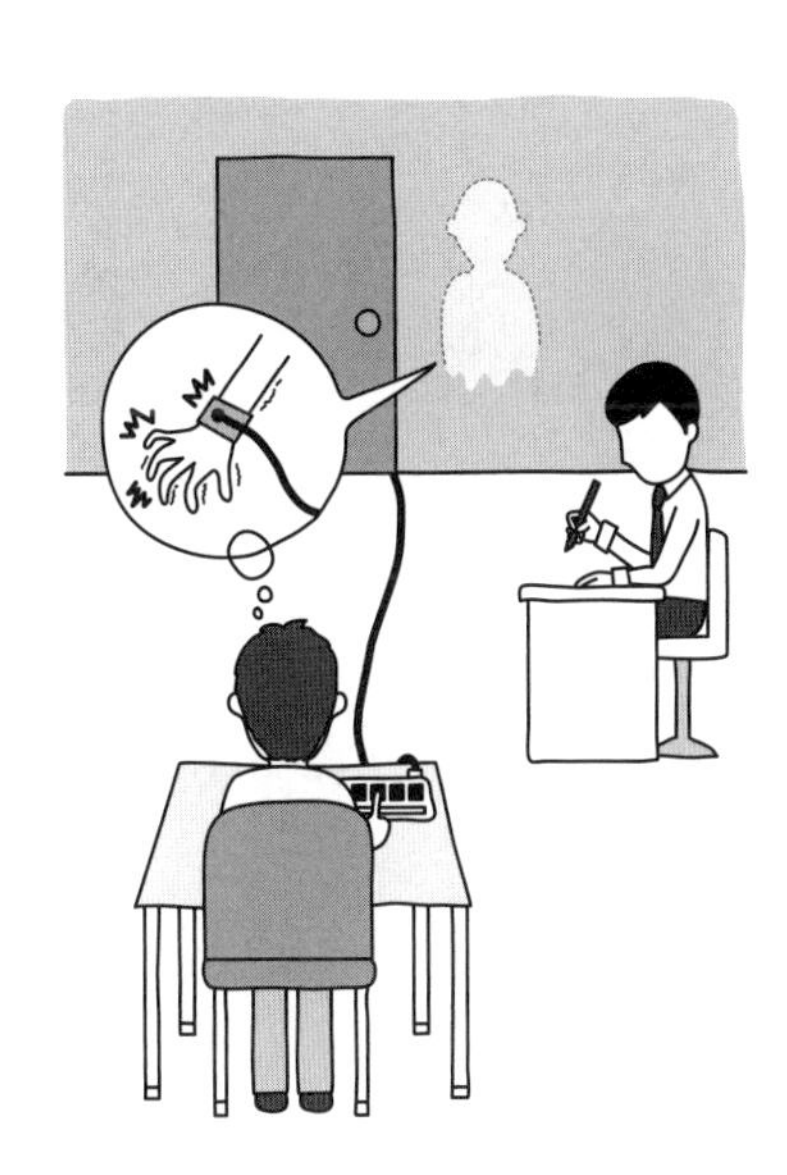

スタンフォード監獄実験をご存知の方も多いでしょう。オリヴァー・ヒルシュビーゲル監督の映画『ｅｓ』でも取り上げられました。原題は、Das Experiment、実験という意味のドイツ語です。

どんなに善良な人であっても閉鎖的な環境下では権威者に従って残虐な行動を取り得る、ということを明らかにしたミルグラム実験のバリエーションです。

ミルグラム実験というのは

別名アイヒマン実験または権威への服従実験とも呼ばれ、イェール大学の心理学者スタンリー・ミルグラムによって遂行された研究でした。1960年代のことです。

ミルグラムはユダヤ人でした。心理学者として、ユダヤ人として、ホロコーストのような悲劇が起きた原因を明らかにしなければならないという思いから、彼はこの実験をデザインしたと言います。

実験では、「この研究は学習における罰の効果を測定するものです」という名目で被験者が集められました。被験者は、教師役として生徒に罰を与える役割を引き受けるように設定されています。そして被験者（教師役）はあらかじめ、生徒役の受ける罰である45ボルトの電気ショックがどんなものか、実体験させられます。

その後、教師役と生徒役は別の部屋に分けられ、インターフォンを通じたやりとりのみができる環境に置かれます。教師は、簡単な課題を生徒に出題するのですが、生徒が間違えると、教師は生徒に電気ショックを流すよう指示を受けます。

電圧の初期設定は45ボルト。生徒が一問間違えるごとに15ボルトずつ電圧の強さを上げていくように指示をされます。

教師役は生徒に電圧が付加されていると信じ込まされているのですが、実際には、電圧は掛かっていません。ただ、電圧の強さによって、各電圧の強さに応じて録音された生徒の苦痛の叫び声がインターフォンから流れます。

そして、電気ショックを与えるスイッチには、２００ボルトのところに「非常に強い」、３７５ボルトのところに「危険」などと書かれています。

生徒側の反応が激烈なために、教師役である被験者が、もう実験を続けることをやめたい、と訴えることもあり、その場合は、実験者の男性が白衣を着て権威のあるように振る舞い、冷静に教師役に次のように伝えます。
①続けてください。
②この実験は、あなたにやっていただかないと。
③あなたに続けていただくことが絶対に必要なのです。

④迷うことはありません。あなたは続けるべきです。

4回、このような続行を促すメッセージが伝えられた後も、被験者が電気ショックをもう与えたくない、止めたいと訴えてきた場合は、そこで実験を中止します。

中止されなかった場合は、最大ボルト数として設定されていた450ボルトの電気ショックが3回続けて行われるまで、実験が続行されます。

ミルグラムの学生たちは、この実験で、450ボルトまで電圧を上げる被験者は非常に少数（平均1.2％）だろうと予想していました。しかし、実際は、被験者の6割以上（40人中25人）が、450ボルトまで電圧を上げてスイッチを入れたのです。被験者のうちの数人は実験の中止を希望しましたが、白衣を着た実験者の男性のメッセージによって結局、実験を継続。電圧が300ボルトに達しないうちに実験を中止した者は誰もいなかったという結果になりました。

つまり、ごく普通の共感力を持った平均的な人の過半数が、権威と正当性に従って、誰かを攻撃する行動に出るということがわかったわけです。

人が「正義の具現者」となったとき、どれほど恐ろしいものとなるかを示すスタンフォード監獄実験は、これよりもっと過激なものです。監獄実験は心理学者フィリップ・ジンバルドーの指導のもと行われ、監獄（模擬刑務所）を舞台にした囚人と看守のロールプレイング実験です。

この監獄実験のもともとの目的は、ごく普通の人が、ある肩書きや立場を与えられると、その役割に合わせて行動してしまい、あたかも人格が変わったように振る舞うことを示すことでした。監獄は、スタンフォード大学の地下実験室を改造して作られ、当初の実験期間は2週間の予定でした。

新聞広告などで集めた普通の大学生などの70人から選ばれた被験者21人の内、11人を看守役に、10人を受刑者役にグループ分けし、それぞれの役割を実際の刑務所に近い設備を作って演じさせました。その結果、時間が経つにつれ、看守役の被験者はより看守らしく、受刑者役の被験者はより受刑者らしい行動をとるようになるということが証明されたのです。

ジンバルドーは囚人達には屈辱感を与え、囚人役をよりリアルに演じてもらうため、パトカーを用いて逮捕し、囚人役から指紋採取し、看守達の前で脱衣させ、シラミ駆除剤を彼らに散布するなど、徹底的に演出を行いました。背中と胸に黒色でそれぞれのＩＤ番号が記された白色の女性用のスモックを下着なしで着用させ、頭には女性用のナイロンストッキングから作った帽子をかぶせました。そして歩行時に不快感を与えるため、彼らの片足には常時南京錠が付いた金属製の鎖が巻かれました。トイレへ行くときは目隠しをさせ、看守役には表情が読まれないようサングラスを着用させたりもしました。

やがて、看守役は、自ら積極的に囚人役に罰則を与えるようになっていきました。反抗した囚人役の主犯格を、独房へ見立てた倉庫へ監禁し、その囚人役のグループにはバケツへ排便するように強制しました。耐えかねた囚人役の一人は実験の中止を求めました。しかし、実験者であったジンバルドーはリアリティを追求し「仮釈放の審査」を囚人役に受けさせ、そのまま実験は継続されたのです。

精神に錯乱を来した囚人役が、１人実験から離脱したのを皮切りに、看守役の行動が暴走をはじめます。別の囚人役を監禁したりなど、実験者の意図から逸脱した行動を看守役が取るようになりました。例えば、囚人役にさらに屈辱感を与えるために、素手でトイレ掃除をさせたり靴磨きをさせたりするなどです。最終的には禁止されていた暴力行為も行われてしまいました。

ジンバルドーは、それを止めるどころかリアリティに飲まれ実験を続行しました。しかし、牧師がこの危険な状況を家族へ連絡、家族達は弁護士を連れて中止を訴え協議の末、実験は６日間で中止されました。このとき看守役は「話が違う」と続行を希望したといいます。

いかがでしょうか？　囚人役も看守役もとくにもともと人格的に問題のあった人々ではありません。元々の性格とは関係なく、ヒトは、「正義の具現者」という役割を与えられただけでそのような状態にやすやすとはまってしまう。そのことが、ジンバルドーの監獄実験によって、明らかになったのです。

これは、正義という名の麻薬に脳は中毒するということを、端的に示す結果になっています。

第6章　愛が憎しみに変わるとき

～心理学の視点から④

なぜ既読スルーが許せないのか

ＬＩＮＥでは、自分が送ったメッセージを相手が読んだかどうかが表示されます。そして、「既読」と表示されながら返事が来ないことを「既読スルー」と言いますが、これに端を発するトラブルが後を絶ちません。

新聞等の報道によれば、既読スルーをした小学生を呼び出し、連れ去ろうとした二十代の男性もいれば、既読スルーに腹を立て、その同級生に暴行を加えた中学生グループもあったそうです。

これほどまでのトラブルに発展するケースは稀でしょう。しかし、子どもならず、私たちの中でも、既読スルーによるストレスを感じている向きもあるかもしれません。

では、私たちはなぜ、「既読スルー」をスルーできないのか。

それは、自分が侮辱されたと感じるからです。相手からの返事を期待しているのに、その通りにならないと、多かれ少なかれ感情が崩れてしまいます。そして、場合によっては、返信がないことによって傷つけられたと感じ、その相手を恨んでしまうのです。

年賀状や暑中見舞いなどの季節の挨拶状からラブレターに至るまで、こちらからの発信にもれなく返信が来るとは限りません。しかし、返礼がないのはおかしいとか、礼儀知らずだと感じることで、相手の印象が悪化することはあります。

現代は、多くの人がスマートフォンを持ち歩き、いつでもどこでもやり取りが可能になりました。年賀状のように期間限定のものではなく、昼夜を問わず、人と関わることができるようになりました。こうした状況が、かえって私たちの不安感を募らせ、相手への期待感や要求を強めてしまっているようです。「近ごろの若者は人間関係が希薄だ」などとよく言われます。特に、若者の社会問題が表面化するたび、人間関係が危機に瀕しているからだと、警鐘をならす評論家や教育者が少なくありません。

しかし、状況はむしろ逆ではないかと思うのです。情報化社会の進展により、私たちは瞬時にやり取りができるようになりました。子どもや若者も状況は同じです。しかも、便利なものや面白いものに対する若者の嗅覚には凄まじいものがあります。LINEがここまで普及したのも、リアルタイムで送受信できる便利さに飛びついたに過ぎません。使えないものは淘汰され、使えるものは普及していきます。

しかし、利点ばかりではありません。若者の人間関係は希薄どころか、むしろ過密になっているからこそ、トラブルが絶えないのです。他人に期待を寄せて、それをリアルタイムで確かめられる世界。ここで、私たちは途切れない、途切れることをよしとしないコミュニケーションを強いられています。常に連絡を取り合うことが当然となった世界では、返信をしないことだけで、いとも容易く恨まれてしまうリスクがあるのです。

リベンジポルノと恨み

かつて愛した人から思いも寄らぬ攻撃を受けることがあります。「リベンジポルノ」と呼ばれる行為です。元交際相手や元配偶者の裸や下着姿などのプライベート画像をネット上にばらまくもので、それらは不特定多数の目に入ってしまいます。これもまた、恨みや復讐心が火種となっているようです。

誰もがいつでも簡単に撮影して送信できるスマートフォンの普及によりリベンジポルノは大きな社会問題になっています。これは、先に述べたＬＩＮＥのトラブルと同様に、「ネットいじめ」と呼ばれる現象の延長線上にあるといえるでしょう。

ある女性は、「ネット上であなたの写真を見た」という友人からのメールで、元交際相手に送った下着姿の画像が人気通信アプリ上で閲覧できるようになっていることを知りました。この女性はＳＮＳを利用していなかったので、交際相手だけに送ったメールに添付した画像がネット上に拡散するとは夢にも思っていませんでした。

この女性のように、個人宛てメールに添付した画像を、受け取った相手が別の人に転送したり、ＳＮＳに投稿することが容易であると考える人は少ないかもしれません。特に、相手が恋人や友人など、親密な関係にある場合であれば尚のことです。

リベンジポルノの被害に遭い、法的に氏名を変更するまでに追い込まれてしまった女性もいます。

フロリダ州に住む女性（当時30歳）は、２００５年に交際をはじめた男性と写真や動画を撮り合いふたりで共有していました。その後、その男性とは別れましたが、自分の恥ずかしい写真がポルノサイトに掲載されているのを知り愕然としました。２００以上のサイトに写真や動画があふれ、実名だけでなく職場までも書かれていました。

弁護士に相談するも、「すべてに対処するには数十万ドルの費用がかかる」と言われてしまいます。地道に削除依頼を続けますが、すべての画像や動画をネット上から消し去るのはむずかしいと判断、２０１２年6月、名前を変えて別人として生きていく道を選ぶことを余儀なくされました。

なぜ、元々は親密な関係にあった相手をここまで追いつめようとするのか。このような事態を招くまでにこじれてしまうのか。そもそも、そうまでして相手を傷つけたいというエネルギーは、一体どこから湧いてくるのか。

こうした、ある意味でエネルギッシュな恨みの原動力となっていると思しき感情があります。それが「嫉妬」です。

こじらせた嫉妬

「嫉妬」は、中野先生の第3章でも触れられているように「妬み」と似て非なる感情です。妬みは自分が持っていないものを持っている人に対する「自分もそれが欲しい」という願望を中核としています。しかし、嫉妬は、自分が持っているものを失うかもしれないことを察知した「不安」と「怒り」に根ざした反応なのです。

たとえば、恋人がいない人が、恋人ができた友人をみて不快な気持ちになったとしましょう。その場合の不快感に名前をつけるなら妬みや羨みが適切です。一方、自分の恋人が別の誰かと仲良くしているのを見て、胸が締めつけられるように苦しくなり、恋人に対しては名状しがたい怒りが湧き出てくる……これが嫉妬です。俗に言う「やきもち」と呼ばれる感情が嫉妬なのです。

ですから、嫉妬は、「もの」というよりは、「関係」にまつわる感情です。嫉妬心が強くなるのは、その相手との関係を大切に思っているからです。しかし、悪く言えば依存しすぎている、関係にこだわっている証にもなります。嫉妬深い人というのは、誰かにすがりすぎる傾向があるのです。

特定の関係にすがっているということは、言い換えれば、相手に期待を寄せていることに他なりません。自分がこれだけ愛しているのだから、相手からも同じくらい愛してほしい。相手に自分だけを見ていてほしい。その期待はさまざまな形をなします。

そのため、相手から自分が思っていた通りのレスポンスがなければ、不愉快な気持ちになるのは当然です。もっと自分の方を向いてほしいと文句の一つも言いたくもなるでしょう。通常、そうした嫉妬をもたらす他者は、親や恋人など、自分によって重要な他者に限定されます。

こうした嫉妬という感情を、私たちはいつごろから経験するようになるのでしょうか。

アメリカの発達心理学者シビル・ハートは、嫉妬のプロトタイプは、なんと生後半年たらずの乳児に備わっていることを明らかにしています。

彼女の研究では、乳児が母親から一定時間無視される状況で、母親が絵本を読む条件と、赤ちゃんの人形に向けて声をかける条件で、その母親の子どもの表情を比べました。すると、絵本条件よりも、人形条件の方が、子どもが不快な表情を示していたのです。

もちろん、子どもがその感情を嫉妬だと自分の言葉で説明することはできません。しかし、少なくとも自分と似た対象に注意が向けられると面白くない、という気持ちになるように、私たちはプログラムされている節があります。

その後、成長にともなって、自分の期待通りに母親が動いてくれないと、母親に文句を言ったり、駄々をこねたりするようになります。これを「嫉妬プロテスト」と呼びます。嫉妬して表情に表すだけではなく、幼児は「異議申し立て」をするようになります。自分にもっと注意を払って欲しいからです。

こうした嫉妬は、成長するにつれて、友人関係や恋愛関係などにも適用されていきます。自分にとって大事な関係だからこそ嫉妬するのです。

しかし、何事も適度さが肝腎です。過ぎた嫉妬は相手も自分も追いつめることになります。

既読スルーに腹を立てたり、元交際相手の恥ずかしい画像をネットにアップしたりするのは、幼少期の嫉妬プロテストをこじらせた行為である可能性があります。

もちろん、リベンジポルノなどは、異議申し立てにしては暴走しすぎている感が否めません。ただ、相手が期待通りにならないと攻撃するというのは、裏を返せば、相手との関係を重視しているということです。甘えや依存と言った方が適切かもしれませんが、相手を大切に思っていることには変わりないはずです。

そんな自分にとって大事な人を傷つけ、場合によっては殺めるまでに至る悪質なつきまとい行為があります。社会問題化している「ストーキング」です。

ストーキングが止まらない

ストーカー規制法が2000年に施行されてから、警察に認知された件数は年々増え続け、2013年には遂に2万件を超えたそうです。

ストーカーの大半は、元交際相手や元配偶者を追い求めています。彼らは「好きだけど憎い」という、相反する感情を抱きながら相手にこだわり続けます。相手に向けられた愛情のベクトルが、憎しみへと形を変えて向かっていく背景には、かつては良好な関係をもっていたという記憶（もしくは思い込み）があります。そのため、自分の期待通りにならないのはおかしい、自分にもっと注意を向けて欲しいと思うあまり、相手を追いつめていくのです。

日本のストーキングの加害者について、NPOヒューマニティーの小早川明子氏による著書『「ストーカー」は何を考えているか』では、次のような特徴があると指摘されています。

①確固たる心理的動機があり、正当性を妄想的に信じ込んでいる。
②相手を一方的に追いつめ、迷惑をかけて苦しめていることを自覚しながらも、相手に好意を持たれる望みをかけている。
③その望みが絶たれた時、心のバランスは憎しみに反転し、自殺または相手を殺害することもある。

ストーカーにも、それぞれに言い分や動機があるのは当然かもしれません。しかし、それを頑なに信じて相手に迫っていくことが問題をこじらせてしまうのです。さらに厄介なのは、加害者の多くは、法を犯してまで復讐する権利があると思い込んでいる点です。

では、それほどまでにストーキングをやり続ける原動力、いわばストーカーの正義はどこから生まれるのでしょう。愛が憎しみに急反転するのはどんなときなのでしょう。

ある一流企業の女性社員は、社内恋愛をしていた男性から別れを切り出され、ストーキング行為をするようになりました。また、ある実業家の男性は、交際していた取引先の女性社員から別れを告げられ復讐をしようとストーキングを続けました。

このふたりに共通する点は、「こんな自分がフラれるなんてありえない」「自分を裏切った相手がどうしても許せない」というような被害者意識です。

そして、「なぜ、自分を傷つけるのか」「なぜ、別れたいと思うのか」と、相手を責め続け、相手に何らかの回答を要求し続ける執念深さもあります。被害者意識によって恨みが生まれ、執念深さによって恨みが育まれるといってもよいでしょう。そして、自分が加害者になっているという感覚も鈍っていくのです。

また、ストーカーは、相手によって信頼関係を壊されたのだから、相手が信頼関係を取り戻す努力をするのは当たり前だとも主張します。自分は愛されて当然、信頼されてしかるべきだと思い込み、相手に裏切られることを極度に恐れています。もちろん、一方通行の友情、愛情、信頼関係は成立しないわけですが、相手が自分の思い通りにならないと、今度は相手を脅して自分の期待通りにさせようとします。

このように他者を批判的に見る人は、プライドが高いと同時に、傷つきやすくもあります。自分の考えや立場を正当化させ、自分の中の正義を盾にして相手を批判し続けます。「誠意を持って対応しろ」「信頼関係をぶち壊した」「人としてお前は間違っている」などと、道義的責任を持ち出して相手に求め続けます。そもそも、ストーキング自体が道義に反している行為なのですが、それを棚に上げて自分の正しさにこだわり続けるのです。

ストーカーといっても、そのタイプは実にさまざまです。精神医学を専門とするポール・ミューレンによるストーカーの分類は有名です。これまで述べてきたような元交際相手がストーカー化したものは「拒絶型」と呼ばれ、ストーカー全体の7〜8割を占めるといわれています。彼らは、元恋人を独占したいという強い嫉妬心を特徴とし、最も長期化するタイプです。

その他に、望んだ相手と相思相愛になろうとする「親密追求型」、距離の詰め方が極端に不器用なので結果的にストーカーとみなされる「不適格型」、何らかの性的嗜好を満たしたいがために、被害者を自分の獲物とばかりに追い掛け回す「捕食型」、そして本書に最も関連の深い「恨み型」があります。「恨み型」の特徴は、被害者意識と正義感です。また、元交際相手に限らず、自分を侮辱したとみなした相手に対して、執拗にストーキングを行います。

こうしたストーカー加害者が振りかざす正義は、被害者にとってはあずかり知らないことです。それなのに、待ち伏せされる、メールや電話が頻繁にくる、勤務先に押しかけ怪文書をまき散らされる……などの常軌を逸した行為の数々によって、退職や引っ越しを余儀なくされるばかりか、恐怖心から精神的に追い詰められて病んでしまう例も少なくないと言います。

拒絶型のストーカーも、裏切られたと罵り、バカにされた、嘘をつかれたと激怒し、遂には相手を破滅させることに執念を燃やすようになります。再びよりを戻すことが叶わないと、自分の思いを受け入れない相手を恨み、相手を傷つけるようになるのですから、ここまでくれば、恨み型と大差なくなります。

彼らは、もはや愛と憎しみの区別がつかなくなったようにさえ見えてしまいます。

愛憎の連鎖を断ち切れるのか

ストーカーやリベンジポルノの加害者を、常軌を逸した異常な人物、自分勝手な愚か者で、自分とは無関係だと決めつけるのは簡単です。しかし、実際にこうした行為に至らないまでも、恨んだ相手や傷つけられた相手を懲らしめたいと思う気持ちは、さまざまな状況や人間関係で生じるものです。

特に恋愛関係のもつれによる男女間の諍いは、自分の遺伝子を残そうとするヒトの繁殖戦略に関わるものですから、感情の暴走に拍車が掛かりやすいのです。

恋愛関係だけでなく、親子、兄弟、友人、同僚、近隣者など、親近感を抱いた相手から裏切られたと感じたならば、その愛情と比例するように憎しみも抱きやすくなります。その憎しみは、純粋な憎しみというよりは、嫉妬をこじらせた恨みと呼んだ方が適切かもしれません。つまり、自分にもっと注意を払って欲しかったのに、そうしてくれないことへの不満が、「間違っている」という不正の感覚を呼び起こし、恨みに変わるわけです。嫉妬深さが恨みの源になっているのです。

私たちは、まず、感情が新たな感情を生むような場合があると自覚しておく必要があるでしょう。そうすれば、仮に嫉妬したとしても、それが恨みを生み出す前に、その相手との関係をもう一度見つめ直すことができるからです。

そもそも、私たちが「愛情」とみなしているものは何か、改めて考えてみましょう。愛情とは、自分の感情が崩れたときに、他者がどうケアしてくれたかという経験に基づいて理解されていきます。こうした働きを、心理学では愛着と呼びます。愛着は、もともとは親子関係で生じる絆です。私たちは、この絆を、親子関係だけではなく、友人や恋人などとの関係においても使用するようになっていきます。

こうした関係の中で、他者が自分の思うように動いてくれなかったときに生じる感情の一つが嫉妬です。嫉妬は、自分を必要なときにケアしてくれないことを感知することで生じる感情ともいえますから、全く嫉妬をしないというのは、その相手との関係が重要ではないと考えていると同義です。

しかし、嫉妬しすぎる場合は、相手との関係にこだわりすぎている証でもあるのです。

ですから、嫉妬を恨みに変えないためにも、相手と話し合って、今後の関係について考える機会にすると良いでしょう。場合によっては、別れることが最良の選択となるかもしれません。じっくり話し合えない相手に嫉妬しているのであれば、それは現実ではなく空想の中での関係であり、もっと言えば、関係を紡げていない段階にあるのです。関係を結んでいない相手に、何かを期待するのは少々無理があります。

人間関係は、結局のところ、他人を思い通りに動かせるかどうかにかかっています。しかし、他人をコントロールしすぎようと無理強いすれば、うまくいかなくもなります。

嫉妬は、他人が自分の期待に沿ってくれなかったことを自分に知らせてくれるシグナルに過ぎません。嫉妬をこじらせて恨みに変えるのも、嫉妬から関係を見つめ直すチャンスとするのも、それは私たちが抱える感情とのつき合い方ひとつで決まるのです。

第7章　嫉妬の脳科学

～脳科学の視点から③

嫉妬とは

第3章でも触れたように、女偏が付くから女の方が嫉妬が強いのでしょう、という俗説をしばしば耳にします。しかし、逆ではないか？　といつも思います。

嫉妬はしばしば恋愛から派生します。男性は、自分が関係した女性や、自分が思いを寄せている女性が誰かに奪われると考えると、その誰かに対して非常に不快な感情が起きる。そして時にはその誰かを殺したくなるほど、それは強い感情なのだと彼らは言います。だから、嫉妬というのは男性視点から見た、女性を所有する・奪われるというパラダイムの中で惹起される感情で、それに名前が付けられたものではないかと思うのです。そういう理由で女偏がつくのではないか？　と個人的には解釈しています。

この感情は、第三者の立場から見ていると非常にドラマティックですし、大脳辺縁系を中心とした古い脳の回路が使われるためか、感情を震わせるような抒情的でポエティックな言語空間が形成されることが多く、見ていて飽きません。だからこそ大衆芸能から芸術作品まで、この感情をテーマに、さまざまな創作がなされてきたのでしょう。このように嫉妬は、非常に面白い、興味深い感情だと思うのですが、それを感じる当事者としては、そうもいっていられません。

そうもいっていられないのはなぜか。

それは、自分の所有する女（男、あるいは何らかのリソース）を、自分以外の誰かが奪いにやって来るかもしれない危機感があるからです。当事者は切実な危機感を持っているので、嫉妬に駆られた行動は攻撃的で、しばしば相手の命を奪うような、危険な振る舞いになりやすいのです。

生物としては、何とか、自身のリソースを奪われる危機を回避しなければならないという根源的な要請があります。この危機感が動機となり、自分のリソースを奪いにやって来るかもしれない誰かを、何とかして排除したいという感情が生じます。これが、嫉妬の正体です。

何者かにリソースを収奪されるかもしれないという危機感が発展して、さらに嫉妬感情が膨らんでいくことがあります。例えば、誰かにメッセージを送るなどして、期待していた返事が来ない場合。

これは、リソースが収奪されるかもしれないという危機感に加えて、すでに収奪されてしまったのではないかという不安が、より不快な感情を煽ってしまうからです。

恋愛関係にあった相手、あるいは一方的に恋愛感情を抱いた側が、ストーカー化してしまうのもこういう理由に拠るでしょう。片思いの相手にメッセージを送って、それに対する返事が返ってこない場合、メッセージが返ってきたときの快感を忘れられず、中毒状態に陥っている可能性も考えられます。これは、社会的報酬に対する中毒で、その相手とやりとりすることでドーパミンが放出されているのですが、そのために相手からのサインを狂ったように求めてしまい、それが得られないと禁断症状のようになって相手にむちゃな要求をしてしまうというような構図が生じるのです。

逆に言えば、これを逆手にとれば、どんな人でもたらし込むことが可能であるともいえるでしょう。キャバクラ嬢、ホスト、占い師、宗教家などは、ヒトが誰でも持っているこの仕組みを巧みに使っています。悪用せず、相手に迷惑にならない範囲で、うまく使ってほしい仕組みです。

芸術作品に見る嫉妬

〈アマデウス〉

天才として生まれつかなかった凡人の嫉妬と、苦悩の末の悲劇を描いた作品です。１９８４年にピーター・シェイファーの名戯曲を当人自らが脚色し、ミロシュ・フォアマン監督によって映像化されました。

あらすじを書いてしまいますので、見ていない方はこの項を飛ばしていただきたいのですが（この項目では他の作品についてもあらすじをご紹介するので、見ていない方は読まないほうがいいかもしれません）、１８００年代初期にアントニオ・サリエリという老人が自殺未遂した末に精神病院に隔離され、告解のために訪れた神父に、「自分がモーツァルトを殺した」というショッキングな告白をするところから始まります。

エリート作曲家であったサリエリ。オーストリア皇帝ヨーゼフ二世に仕え、宮廷の貴族たちにも絶賛されて神への感謝に満ちた優雅な作曲家生活を送っていました。

そこへ、ヴォルフガング・アマデウス・モーツァルトが登場します。

子どもじみた行動を重ねる、礼儀知らずで常識外れの男。

でも、音楽に関しては、サリエリには到底手の届かない高みにいる天才でした。

殺意を伴う妬みと嫉妬。自らの持たざる才能を持った男。自らの心豊かな生活を奪った男。この男をなんとか亡き者にしたい。

サリエリは、自分を愛してくれていたはずの神が、自分を捨て、モーツァルトの方を愛した、と感じたかもしれません。神の不条理に怒り、信仰を捨て、モーツァルトを殺そうと計画を立てはじめます。

映画では、サリエリの書いた分かり易く俗っぽい歌劇の方が、音楽的センスのない宮廷人達に絶賛されており、モーツァルトの作品は奥が深くてよくわからない、という設定でしたから、なおさら、サリエリの苦悩が引き立ちます。つまり、誰よりも自分が、モーツァルトの才能を理解していて、そのことに苦しんでいる。しかし、その痛みを誰も理解しないという環境にあるわけです。このネガティブ感情の描き方はとてもリアルです。

〈娘道成寺〉
日本人なら、安珍・清姫伝説にみる嫉妬の形を忘れてはならないでしょう。歌舞伎の『京鹿子娘道成寺』の原型は、紀州道成寺に伝わるこの伝説です。清姫という少女が美形の僧侶・安珍に思いを寄せ、そして裏切られる。片思いの甘酸っぱい恋心が恐るべき憎悪に変化し、少女の清姫も蛇身に変化し、安珍を追いかけ、道成寺に逃げ込んだ安珍を鐘ごと焼き殺してしまう、という内容です。

現代風に情緒のかけらもない言い方をすれば、ようするに女性が振られた腹いせに男性を殺してしまうストーカー殺人なのですが、この根源にある嫉妬という情動を蛇という形で表現したところがおもしろい部分です。嫉妬は、おそらく人間だけの感情ではなく、自分のリソースを奪われまいとするために働く機能ですから、他の動物にも存在するでしょう。爬虫類にも存在するのかどうか。それは見解の分かれるところかもしれません。

〈危険な情事〉

男にとっては一夜だけの不倫のつもりが、女にとってはそうではなかった。燃え上がってしまった女の欲求がどんどん過激になり、常軌を逸していく女の姿が丁寧に描かれていて怖さも倍増です。

男を独占したいがための女の行動は、やがて殺意を伴うものに変わって行くのですが、日常のほんの少しの裂け目が、破滅につながっていくという点が多くの男性が持つ後ろめたい部分に響いたのでしょうか、話題を呼んだ作品となりました。

ここで描かれているのは、アレックス（女性）の認知の中に社会的報酬を与えるリソースとして仮想的にダン（男性）が設定されてしまったときに何が起こるか、という一連の流れで、嫉妬感情を持った人がストーカー化してしまうまでのプロセスを追うには、フィクションといえども、良い参考教材といえるのではないかと思います。

特に、どんな行為が女性の嫉妬感情を燃え上がらせてしまうか、ということを知っていただくという意味で、男性には見ておいてほしい作品ですね。

〈ミザリー〉

スティーヴン・キングの小説を映画化したものです。女性に人気の小説『ミザリー』の作者ポール・シェルダンは実は純文学志向の作家で、カジュアルでメロドラマ的な内容の『ミザリー』が好きではありませんでした。ポールはミザリーを葬り去り、純文学の作品を執筆。ミザリーシリーズの最後の小説を上梓した後、休暇に出かけるのですが、その途中に自動車事故に遭遇してしまい、ある女性に助けられます。

ポールを助けたアニーは異常なほどのミザリーマニアであり、元看護師でした。そして徐々に彼女が精神異常者であり、殺人者でもあるということが明らかになっていきます。

元看護師のアニーの家に軟禁状態に置かれたポールは、発売された最新版でミザリーが死んだことを知ったアニーの命じるがままに、虐待されつつも、ミザリーものの新作を書かされます。そこから逃げ出そうとするポールをアニーはとがめ、彼の足を斧で切断してしまいます……（映画ではハンマーで砕く）。『危険な情事』と構造としては同じですが、恋愛感情ではないというところでより恐ろしさが際立っています。

仮想的な社会的報酬を与える存在としてのポールを、失いたくないアニー。嫉妬から発展してとんでもない感情にまで発展していますが、これをリアルに感じて、ついつい見てしまうというのもまた人間の面白いところです。

〈ロベルトは今夜〉

ピエール・クロソウスキーの小説です。

自分のパートナーを他人に犯させ、それを観察するという趣味をトロイリズムといいます。ネットスラングでは、寝取りの略でＮＴＲなどとも表記されるようです。この小説では、自分の妻を、訪ねてくる男という男に寝取らせて、それを観察するというこの趣味が、あますところなく細部まで執拗に描かれていきます。

嫉妬の感情がより性的な昂揚感を高めるということは、多くの男性が経験しているのではないでしょうか。

経験的に知られているこの感覚は、脳科学でもある程度はその正体が分かってきています。

不安や恐怖、攻撃性と性的な興奮とはほぼ同じ脳領域が司っています。扁桃体や視床下部の一部がそれにあたります。女性では特に恐怖、男性では特に攻撃行動との関連が指摘されています。

これらの感情が性的な興奮をより強めるというのも脳の解剖図をみればさほど不自然なことではありません。男性を興奮させようと思ったら、適度な嫉妬感情を与えることが女性にとっては有効な方法になり得るということが示唆されます。

ヒトはなぜ嫉妬するのか——親切な脳といじわるな脳

ヒトは自己の金銭的利得を最大にする合理性を備えており、いつでも合理的に行動すると仮定して、その前提のもとに、経済学では理論を構築していきます。

しかし、実際にヒトの行動を観察するための心理実験を行うと、必ずしも合理的には行動していないのです。例えば、自分の利得を減らしても相手の利得を大幅に増やす「親切行動」、自分の利得を多少減らしても相手の利得を大幅に減らす「いじわる行動」が、高い頻度でおこります。

ヒトはなぜ、合理性に欠ける親切行動や、いじわる行動をするのでしょうか？脳科学からわかってきたことを大阪大学のグループによる研究を引用しながら紹介したいと思います。

このグループの研究のひとつは、「公共財供給」に関する実験です。公共財供給における自発的寄与メカニズム（互いにお金を出し合って公共財を供給するメカニズム）を調べると、ズルをしている人に対するいじわる行動と親切行動の持つ意味がわかってくるのです。公共財とは、お金を支払わなくとも使うことができ、また、ある人が使っていても他の人が使える財のことです。例えば、ＮＨＫのテレビ番組やサービスが公共財です。ＮＨＫの受信料を支払わなかったとしても、ＮＨＫの番組を見ることはできる。つまり、公共財には「タダ乗り」問題が発生します。「タダ乗り」とは、この例ですと、他の人に受信料を支払わせて、自分は支払わずに、番組サービスを受けるということがそれに相当します。

また、地球環境も公共財です。他の国に温室効果ガスを削減させておいて、自分たちは削減しないというのもタダ乗り問題です。京都議定書の問題はまさにこれにあたりますね。

実は、いじわる行動にはタダ乗りする被験者へ対する懲罰的な効果があります。そのために、協力が促されるのです。つまり、被験者は協力を崩してタダ乗りしよう（自分だけ得しよう）とすると、他者からのいじわる行動が起きるため自分の利得が大幅に減らされ、協力せざるを得なくなるのです。

また、特筆すべきことは、このようないじわる行動が、アメリカ人や中国人と比較すると日本人において多く観察される、ということです。いじめが起きやすい社会であるともいえるかもしれません。

では、いじわる行動は、どのような脳領域と関係しているのでしょうか？

いじわる行動は、感情と合理性に関係する脳領域が相互に影響し合って行われているという研究があります。アリゾナ大のサンフェイらは、最後通牒ゲームを用いて、このことを示しました。

最後通牒ゲームは、提案者と応答者の2人がお金を分け合うゲームです。ゲーム開始時に提案者はいくらかのお金を持っており、お金の配分について応答者に提案します。応答者には2つの選択肢があり、その案を受諾する、もしくは拒否する、です。受諾した場合には提案者の提示した案にしたがってお金がもらえますが、応答者が提案者の案を拒否すれば、両者の得られる金額は共にゼロになる、そういうルールのゲームです。

応答者が提案者の配分案を見たときの脳活動を計測すると、不公平な提案を拒否する場合では、右島皮質前部の活動が右背外側前頭前野の活動よりも強いことが観察されました。

これまでの脳機能画像研究から、背外側前頭前野は外界からの情報を参照して自身の行動を調整する情報処理を行っており、最後通牒ゲームにおける合理性（自己の利得最大化）に関与していると考えられています。

一方、島皮質前部は嫌悪感に関与していると考えられており、最後通牒ゲームにおける不公平に対する感情（嫌悪感）と関連が示唆されています。これらのことから、不公平な提案を断る際、配分の不公平さに対する嫌悪感（島皮質前部）が合理性（背外側前頭前野）を上回ったために、受け取りを拒否すると考えられるのです。

またド・ケルバンのＰＥＴを用いた研究によれば、自分の利得を犠牲にして非協力的な相手を処罰（コストのかかる処罰）するときには、報酬や快楽に関与する尾状核に加え、高次の認知的機能に関わる腹内側前頭前野と内側眼窩前頭野にも有意な活動が観察されています。

これらのことから、コストのかかる処罰の場合には、被験者は処罰による満足感と処罰による金銭の損失を天秤にかけながら経済的意思決定をしていたと結論付けています。

これらの研究から、自分の利得は多少減少しても相手の利得を大幅に増やす親切行動や、自分の利得を多少減らしても相手の利得を大幅に減らすいじわる行動が、何かしらの感情や自己の金銭的利得を最大にする合理性に関わる脳領域が相互に絡み合う形で意思決定が行われている可能性があるということがわかりました。

では、親切やいじわるを「された」ときに活動する脳領域はどのようなものでしょうか。

親切行動やいじわる行動は、その行動だけでは意味を持ちません。こうした社会的行動がその効果を持つためには、相手が「その行動の意図」を認知する必要があります。つまり、いじわる行動は、その行動を取る側の「悪意」が伝わってこそ、その効果が発揮されるわけです。

ヒトが親切行動やいじわる行動をどのように認知しているのかを明らかにする実験を、やはり大阪大学のチームが行っています。

相手が親切行動を取っているときに強い活動があった部分は、吻内側前頭皮質の後部領域です。アモディオ、リダリンコフらによると、この領域について確認されている機能は2つ。そのうち1つは、行動のモニタリング（観察）機能です。行動をモニタリングする機能は、特にコンフリクト（葛藤）やエラーに反応するためには大変重要なものです。もう1つの機能は、意思決定と関係すると言われています。

まとめると、この部分の機能は自分が将来より良い行動をするために、自分の行動価値を継続的にアップデートする必要があるため、コンフリクトやエラー等の奇妙（予想外）な反応に対するモニタリングをする、ということになるでしょう。

この実験デザインは、6回連続で親切にされた後に、自分が親切にするかどうかを選択する課題です。実験に参加した被験者は、自分が将来より良い行動をするために、自分の将来の行動価値を継続的にアップデートしていたと推測できます。また、親切にされるとは予想していなかったが、予想外に親切にされたために、その行動の意図を奇妙に感じ、どのような意味なのか理解しようとしていた、という解釈もあり得るでしょう。

また、島皮質前部や線条体（被殻）については、経済的意思決定においてよく観察される領域です。サトピュートらによると、線条体（被殻）は報酬の評価や予測をするような課題を行うときに活動することが確認されています。

また、サンフェイによると、島皮質前部は肉体的・精神的な嫌悪感と関係すると言われています。これらのことから考えると、この実験では、結果画面を見たときの脳活動を測定しているため、手に入れた報酬を評価して満足していたと同時に、相手に理由のない親切をされて不自然に感じそれに伴う嫌悪感に近い感情があったと解釈できそうです。

一方、いじわるにされたときの脳活動領域については、いじわる行動を見ているときに活動する脳領域と、相手の利得最大化行動（相手の利己的な行動）を見ているときに活動する脳領域には有意な差はありません。相手が利得最大化行動を選択したときには、被験者は相手の選択結果に対して特に不自然な意図を感じることがなく、当然の結果として認識していたはずです。ただ、いじわる行動を見ているときには、相手のいじわるな意図が認識できるはずで、にもかかわらず、差がでないということは、いじわる行動の方が人間として自然な行動だと、ヒトが認識している可能性が示唆されます。

今回の研究から、被験者は、親切行動を「不自然な行為」と捉えている可能性が高いということがわかりました。タダより怖いものはない、と警戒しているのかもしれません。

ヒトは協力行動をやむを得ずしているのであれば、親切行動を見たときに、その行動の意図が認知できずに、不自然さを感じるのは当然です。また、親切行動が不自然な行動と認知されていることから、ヒトの本質には親切心があるわけではないのかもしれないということも示唆されます。マキャベリ的知性仮説（ヒトは複雑な社会生活環境へ適応するために脳と知性を進化させたという仮説）に基づけば、ヒトは生き残るために、いじわるを積極的に身につけてきた可能性さえあるのです。そうであればむしろ、ヒトの本質はいじわるなのかもしれません。この点については、引き続き多角的な研究の発展が望まれます。

ネガティブ感情の処方箋——男には正義、女には共感で

苦情・クレーム対応のアドバイザーである関根眞一さんによれば、『日本苦情白書』のアンケート結果から興味深い事実が導き出せるといいます。

それは、男女の苦情対応に対する感覚の違いです。

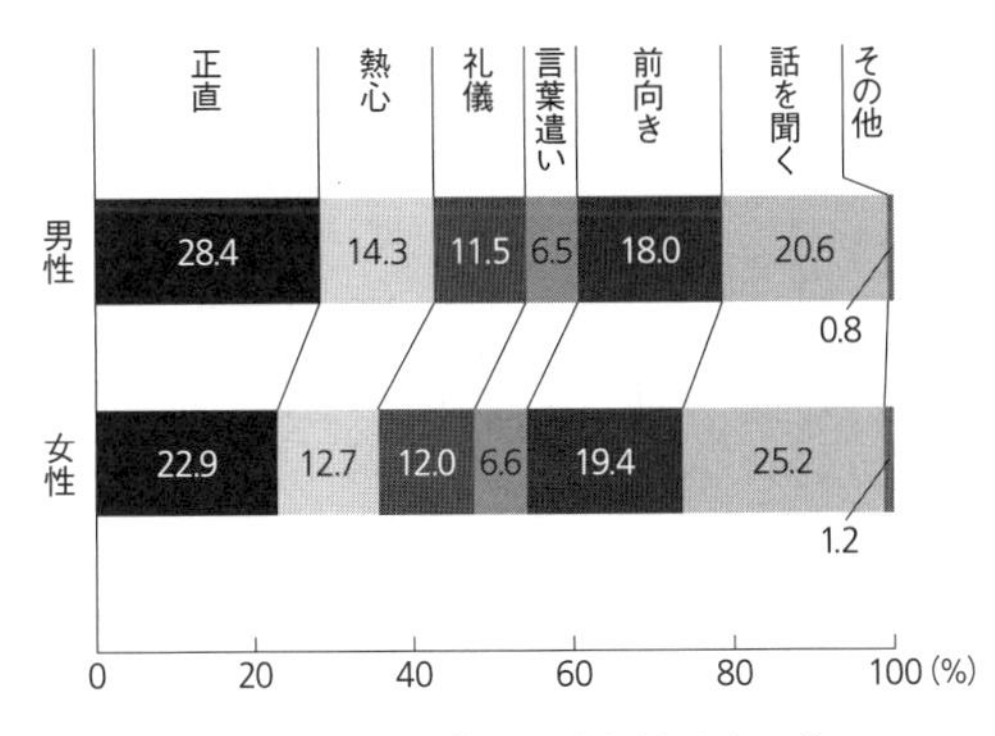

＊回答者数：4,090　出所：『日本苦情白書』図表6-⑪-1-Ⅰ,Ⅱ

関根さんは、苦情を申し立てる人が「誠意を見せろ」という言い方をすることから、「『誠意』とは何だと思いますか」という質問に対する回答を集計したところ、男性では「正直」という回答が28．4％で一位だったのに対して、女性では「話を聞く」という回答が25．2％で一位となりました。

この結果を、男性は正直に語る担当者の潔さを評価するのに対して、女性は自分の言うことをしっかりと聞いてくれる担当者の親身な対応を評価している、と関根さんは分析しています。

この調査は、ネガティブ感情における男女の性差の興味深い点を浮き彫りにしています。男性の持つ不満は、正義や正直さというルールを基本に、自らが制裁や処罰を加え、相手の反省という儀式を伴ってようやく沈静化するものだということがわかります。

一方、女性の持つ不満は、男性の持つ不満とは異なり、正義や正直さというルールとはやや距離があるようです。関根さんはダイヤモンド・オンラインの記事（http://diamond.jp/articles/-/13471?page=4）で、女性の苦情への対応の心構えについて、次のように述べています。

まずは、苦情についてすべて語っていただくことが大切である。今回の苦情とは直接関係ないものであっても、とにかく不満を言い尽くしてもらう。その後で、当方での対処について時系列で詳しく説明していく。「この時点でこういうことがわかっていましたから、このようにさせていただきました」「状況が変わってきましたので、対応をこのように変えさせていただきました」などと、時間をかけてていねいに対応すると、「しっかりと自分の言うことを聞いてくれた」と納得するのが女性の特徴のようだ。締めくくりに「貴重なご意見は今後のために反映させていただきます」と伝えると、さらに満足度が高まるだろう。

女性が男性に比べてセロトニンの合成能力が低いために、より強く持ってしまう特有の不安感に配慮した、適確な対応だといえるでしょう。女性の不満は、不安と表裏一体なのです。

嫉妬などのネガティブな感情を持つことは苦しいものです。プライド、自尊心、罪悪感、モラル、さまざまな脳の機能が一気に活動して混乱し、自分ではなかなか鎮めることは困難でしょう。

一方、ネガティブ感情には相応の意味があり、その最大の意義は、ネガティブ感情が個体にとって、集団内で適切な行動をとらせるためのフィードバックシステムであるという側面です。

罪悪感の正体は、こういうことをすると集団から排除されて生存・生殖が難しくなるぞ、という計算結果の表出です。脳はこういう生死に関わりかねない部分の計算は、非常に速いですね。

相手を恨む自分を責める、というのも、オーバーサンクションを抑制するための負のフィードバック機構と考えると非常に機能的な感情です。なかなか良くデザインされているなと思います。

ただ、この機構については、ミルグラムやジンバルドーの実験でも明らかになったように、外部の権威や、「自分が正義の具現者である」という感覚などによって容易に抑制が外れてしまうこともわかっています。

そのとき、人間は集団として暴走を始めてしまいます。それがテロリズムになったり、戦争になったり、革命になったり、表出される現象は多様性に富みますが、生存と生殖に適した安定した状況でなくなることは確かでしょう。

ネガティブ感情をなくそう、というのは生きている限り不可能であり、無駄な努力というべきですが、やはり、自然に作り付けられた抑制のフィードバックシステム以外にも、意識的なコントロール方法を身に着けていくことが、人間としては可能かつ有益な努力になるかと思います。

特に有益だと考えられるのは、自尊感情を強化していくことです。妬みや恨み、嫉妬、正義という快感に溺れるとき、そこに通底しているのは、自尊感情の低さです。その不快感を解消するために、ネガティブ感情が生じて、脳がその原因となる要素を排除する行動を、個体にとらせようとするわけです。

であれば、自尊感情の低さが問題にならなくなれば、ネガティブ感情をもつ必要もなくなります。自尊感情が低くなる原因には、認知のゆがみがあるので、これを修正していくことも有効ですし、みずから豊かであること、自分が尊敬に足る存在であることを認めていくことがまずは、自分の感情のコントロールの基本の一歩になるでしょう。

ところで、ネガティブ感情をもつのは当事者にとっては苦しいことであり、しかもそれを相手に向けてもまったく得することはなく、明らかに損をします。なのに、なぜそんな感情が生じるのか。本書では繰り返しこの問題提起をしていますが、これは人間の大きな謎のひとつです。数理社会学では数学的モデルを立てて解析します。心理学の先行研究では、男性の処罰感情が女性よりも強いことがわかっています。男性はなぜそのような業を背負わなくてはならないのでしょうか。女性として、男性のみなさんに同情したい気分です。

ここでは詳しくは論じませんが、集団の協力行動を維持するために必要なサンクション（制裁行動）を、ヒトでは伝統的に男性が担っています。ヒトでは、多くの鳥類などと違って、女性よりも男性の方が体が大きく、力も強いという性質があります。つまり、制裁行動をとるのに、男性の方が適しているのです。すると、制裁行動を取らせるために脳に備え付けられた処罰感情のスイッチは、男性の方が入りやすくなっていると考えるのが自然です。

男性のネガティブ感情の恐ろしさは、身体的な強さがあるために過激化しやすいところと、正義の皮をかぶっていることが多いためにそれを制止しにくいところにあります。ＤＶ、モラハラ、ブラック企業……ネガティブ感情が残念な形で表出した例は枚挙にいとまがありません。

しかし、男性が制裁行動を取っている場合は、彼が持っている正義のルールに則って振る舞い、正直さ・誠実さをアピールすることが制裁行動を回避するために役に立ちます。女性が制裁行動を取っている場合にはやや状況が異なり、不安が基礎にある嫉妬感情が動機となっているので、彼女の不安や不満な気持ちを理解し、受容したというメッセージをうまくつたえることがとても重要です。

第8章

ネガティブ感情の意味

～脳科学の視点から④

不条理を検出し、仕返しをするメリット

思いのままにならないことがあると、誰かに対してネガティブな感情を抱いてしまう。これは、それこそが思いのままにならない、ヒトの本源的な性質ともいえるものです。ヒトが進化してくる過程の中で、ネガティブ感情を持った方が良い何らかのプラスの理由があったために、このような機能が脳に備え付けられているのだと考えるのが自然です。では、ネガティブ感情はヒトの生存と種の存続に、どのような役割を果たしてきたのでしょうか。

脳機能画像研究では、脳の構造を見る機械だったＭＲＩを、脳の機能（正確には、神経活動と相関しているであろう血流）を見ることができるように改良したｆＭＲＩが広く使われるようになったこともあり、２０００年代から急速に感情、情動の脳科学研究が進歩しました。

感情とひとくちに言っても、その中身はさまざまです。本書で扱う妬み、嫉妬はもちろんですが、喜び、愛情といったポジティブな感情、また不安、恐怖、罪悪感、プライド、自尊心、モラルなどなど、辞書を引けばさらに多くの感情

がそこには記されていることでしょう。

感情は何の役に立つのか、という問いに対して一定の示唆を与えるのは、それが向社会性に必須なのではないか、という考え方です。向社会性というのは、人間が社会的な存在として生きていくために必要な性質という意味です。

生理学者のブラザーズが、眼窩前頭皮質と側頭葉、扁桃体をひっくるめて、社会脳と名付けています。眼窩前頭皮質は共感力、側頭葉は文脈や状況の判断などを含めたコミュニケーション能力、扁桃体は好悪の判断を司っている場所。ブラザーズはこれらを、向社会性に特に重要な部分と考え、社会脳と命名したのでした。

人間は、昆虫のような強固な外骨格も持っていませんし、いわゆる猛獣と呼ばれるような動物の持つ筋力も持ち合わせていません。翼や脚力など逃げ足を速くする器官や能力があるわけでもなく、個体としてはかなり脆弱です。そうした種がなぜ、これほど個体数を増やして繁栄しているのか。それは大きな集団（社会）を形成することによって、巧みに種としての利得を殖やしてきたからです。つまり、向社会性こそが、人間をここまで発展させたといっても良いでしょう。

さて、向社会行動をとらせるためには、脳にそのための機能が備わっていなくてはなりません。それが、社会脳とそれに準ずる領域です。共感力など、人と人との絆を深めたり、思いやり行動を促したりするような、一見美しい心の働きがその機能であると考えられがちですが、実は社会性を保持して共同作業を行わせるには、共同体を壊すような個人の行動を、処罰を与えて抑制する必要があります。

実は、そのために、妬み感情やシャーデンフロイデが使用されるのです。

もちろん、個体レベルでのネガティブ感情にも十分に意義があります。誰かを目標としてその成長を促すための妬み感情であったり、自分の取り分を減らさないための嫉妬感情であったりというのは、個体にとってその生存を有利にするために必要な機能です。

それに加えて、集団行動が種の保存に有利に働くヒトでは、集団の協力行動を促すために、より強く、妬み感情やシャーデンフロイデが昂進していると考えられるのです。つまり、ネガティブ感情の生物学的意味とは、集団内で個体に適切な行動をとらせるところにあり、そのためのフィードバックシステムが妬みやシャーデンフロイデによる制裁という行動となって表出するのです。

阿闍世コンプレックス——お母さん、なぜ私を産んだのですか

生まれる前から、恨みを抱いていた。
お母さんのおなかの中にいた時から、父と母と、そして世界に恨みを抱いて生まれてきた。

そんな人の物語がインドにあります。

この物語の主人公は、阿闍世（あじゃせ）という王子様です。王舎城と呼ばれるところで、頻婆娑羅（びんばさら）王と韋提希（いだいけ）夫人の第一王子として生まれた赤ちゃんでした。

王家に、待望の王子として生を享けるというのは、これ以上ないほど恵まれた生まれのように思えます。なのに、阿闍世はどうして、生まれる前から両親

を恨んでいたのでしょうか？

　この物語は、涅槃経、観無量寿経という仏教の経典の中に記されているのですが、その経典の中には恨みの理由がこのように記されています。

　子どもの欲しかった韋提希夫人は、ある占い師に相談しに行きます。するとその占い師は、3年後に裏山の仙人が死ぬと、その生まれ変わりがあなたがたの子となる、と予言したのです。善導の註釈に基づいた、精神科医・古沢平作の解釈によれば、頻婆沙羅王と韋提希夫人は3年という年月を待ちきれず、子ども欲しさに、仙人を殺してしまったといいます。仙人は殺されるとき、この恨みはかならず次の世で晴らすぞ、と言い残して死んでいきます。

　占い師の言葉通り、韋提希夫人はほどなくして懐妊しました。

　子どもが生まれると、その子は阿闍世と名付けられました。占い師はまた、この子は前世で殺された恨みのために、父母を殺すだろう、と予言をします。生まれる前から恨んでいた。阿闍世はこの経緯から〝未生怨（みしょうおん）〟とも呼ばれました。未だ生まれずして怨む、なんとも不穏な感じのする名前ですね。

仙人を殺してまで欲しいと思っていた、それほど熱望していた子どもなのに、目の前のその子が、自分たちに殺された恨みを抱えている。そして、その恨みを晴らそうと、自分たちを殺すかもしれない。そう考えると、彼女は恐ろしくてたまりません。

ついに、頻婆娑羅王と韋提希夫人は決意します。高い塔の上から赤ちゃんを投げ捨てて、殺そうとしたのです。

しかし、赤ちゃんは一命をとりとめました。が、指が一本折れてしまいました。そのために、阿闍世は指折という別名で呼ばれることもあります。

さあ、このような凄絶な環境で育った阿闍世はどうなったでしょうか。

成長した彼は、ある人物にそそのかされ、自分の出生の秘密を知って、父王を幽閉してしまいます。そして、その父王をこっそり助けていた母の韋提希夫人のことも、監禁してしまうのです。

しかしその後、あるきっかけで父王が自分をとても大切に思っていたことを知り、恨みの心が霧散します。が、父王を助け出せ、という命令のもと、家臣が牢獄へ走ると、頻婆娑羅王は駆けてくる人の足音を聞いて、息子がいよいよ自分を殺しに来たと思い、身を投げて自ら命を絶ってしまうのです。

こうして阿闍世は王になりました。しかし、父を自らの手で死に追いやってしまった罪の意識に、ひどく悩まされるようになります。ついに全身に腫瘍ができて激痛がはしり、膿が悪臭を放って、手の施しようがない状態になってしまいました。母の韋提希夫人は、そんな息子を愛情深く看病し、阿闍世の心は罪悪感と懺悔でいっぱいになるのでした……。

転生や前世という考え方は、科学とはなじみにくく、現代の自然科学の研究者にはあまり受け入れられそうにもない概念でしょう。しかし、精神科医であった古沢平作はこの阿闍世王の物語にヒントを得て「阿闍世コンプレックス」という概念を提唱します。フロイトのエディプス・コンプレックスがヨーロッパ世界的（一神教的）な父権社会を反映しているのに対し、阿闍世コンプレックスは、東洋的（汎神論的）な母性社会における母子関係に生じる無意識的葛藤だというのです。

古沢によれば、この無意識的葛藤は、

①自分の期待どおりに応えない母に持つ恨み、時には殺意さえともなう憎しみ

②その母から受容され許されるという体験

③母からの受容によって生じる罪悪感と自己否定

の３つで構成されており、子どもは生まれながらに、母親に対する恨みと殺意と、その反動によって起こる深い罪悪感の中で苦しむ、とされます。

精神分析学者である小此木啓吾は、阿闍世コンプレックスが日本的母子関係を踏まえた心理モデルとして、転移・逆転移の理解とコントロールに役立つのではないかと、これに一定の評価を与えています。

私は、古沢のモデルを興味深く思う一方で、この阿闍世王の物語をもう一歩深く読み解くことができるのではないかと考えています。

自我の未発達な幼児にとって、母親は人格を持った対等な一個人と捉えられてはおらず、世界そのものと等しい存在です。これは、多くの学者が一致して

持つ見解だろうと思います。この幼児期に、世界そのものから否定される体験が、のちの人格形成に影響を与えると発達心理学では考えていくのですが、これを前提として阿闍世の物語をもういちど、読み直してみます。

すると、古沢のモデルにおける無意識的葛藤は、

①自分の期待どおりに応えない世界に持つ恨み、時には殺意さえともなう憎しみ

②その世界から受容され許されるという体験

③世界からの受容によって生じる罪悪感と自己否定

の3つで構成されると読み替えることができます。

どうでしょうか。

世界そのものが自分の期待通りに動かないことで、人間は不条理を感じ、ある人は世界を変えようと戦い、ある人は世界に自分を認めさせようと必死で努力を重ね、ある人は世界に恨みを抱いて攻撃や破壊を企て、またある人はさとったかのようにあきらめて無気力に日々を過ごします。

生きていること、生まれたことそのものが、自分の力ではどうしようもない、ままならない現実であり、世界に対してその恨みをどうやって晴らしたらいいのか。阿闍世コンプレックスの新しい解釈として、私はこの葛藤を当てはめてみたいのです。

もしかしたら、人間の行動原理は、ここに一つの集約を見るのかもしれません。人間が生まれながらに持っている、業（ごう）ともいうべきものが、この生きるという苦しみなのかもしれません。だからこそ、それを含意する阿闍世王の物語は、仏教における大切な経典群に記され、長く語り継がれてきたのではないでしょうか。

ままならない世界のなかで生きなければならないという条件のもと、人間はどのように苦しんできたのか。そして、私たちはどのような態度で生きて行けばよいのか。これらの切実な問いに、科学はどこまで答えることができるのでしょうか。

「人間」という病

生まれたいと望んだ記憶もなく、ある日、気がついたら、この世にいた。

せっかく生まれるなら、なぜもっとお金持ちの両親の元に生まれなかったのか、いい家柄の血筋に生まれなかったのか、健康に生まれなかったのか、美しく生まれなかったのか、頭が良く生まれなかったのか、男に生まれたかった、女に生まれたかった、あの国に生まれたかった、バブル時代を経験できる年に生まれたかった、あと何年早ければ受験も就職も恋も結婚もうまくいったのに……etc。

多くの人が持つ実感ではないでしょうか？

そして、ままならない世の中、期待通りに動かない不条理な世界、苦しみの多い人生を、どうして望んで生まれてきたつもりもないのに、生き延びていかねばならないのか……。挫折や失敗に直面したとき、誰もが一度は、こういう考えを持ったことがあるのではないかと思います。

私たちはどうして、自分自身の苦い感情に苦しみながら生きなければならないのか。ヒトにどうして、ネガティブな感情が備わっているのか。科学はこれに、ネガティブ感情を持っていた方が適応的＝生存に有利だったからだ、という理屈で一応の説明をつけることはできます。ですが、説明がついたからといって、そうですか、仕方ありませんね、とあっさり納得できるほど、感情の処理というのは簡単なものではないでしょう。

＊　＊　＊

さて、前項では阿闍世王の物語を引き合いに出しましたので、今度は釈尊本人のお話をしましょう。彼の出家の動機としてよく語られる「四門出遊（しもんしゅつゆう）」という説話があります。

釈尊はもともと、釈迦族の王子として生まれ育ち、何不自由のない暮らしをしていました。子どものころの名前を悉達多王子といいます。彼は、幼くして母親を亡くし、繊細で感受性の高い少年でした。悉達多王子が物思いに耽って、鬱々としているのを心配した父王は、気分転換にと彼を城外に出して散策させようとします。

王子が城の東門から馬車に乗って出かけると、年を取った老人と遭遇しました。王子は、近習に「あれは何者か？」と尋ねます。近習は、あれは老人でございます。すべての人間は、あのように老いていく運命を免れません、と答えます。

王子は考え込んでしまいました。遊びにいきたいという気持ちは失せてしまい、その日は城へ帰りました。

しばらくして、再び外出の日が設けられました。今度は東門をさけ、南門から出発。しかし王子は、道端に倒れている病人を見つけ、近習に「あれは何者か」とお尋ねになりました。近習は「病人でございます。すべての人間は、病の苦しみを免れることはできません」と答えました。

王子はまた考え込んでしまい、外出どころではなくなって、城へ帰ってしまいました。

また、それからしばらくして、外出することになり、今度は東門と南門をさけて西門から出かけました。すると、遺体を運んでいるお葬式に遭遇しました。王子は、近習に「あれは何者か？」とお尋ねになりました。近習は、「死人でございます。すべての人間は、死を免れることはできません」と答えます。

王子はまたしても考え込んで、もう城外を散策しようなどとはとても思えなくなってしまい、お城へ帰りました。

さらに、それからしばらくして、外出することになり、今度は東門と南門と西門をさけて、北門から出かけました。そして、清らかなたたずまいの修行者に出会うのです。王子は「どうして、このように優雅で、しかも尊い姿なのか」と修行者に尋ねます。修行者は、自らも道を求めて修行しているのだ、と言いその答えを聞いて、王子は修行者として出家をしようと決意したといいます。

＊　＊　＊

この四門出遊の逸話から、仏教では根本的な苦を、生・老・病・死の四苦としています。苦とは、文字通りの「苦しみ」のことではなく「思いのままにならない」ことを意味します。人間が生きていく上で、思い通りにできないこと、努力ではどうにもならないことの最たるものが、生・老・病・死というわけです。

さて、鋭い方は、この物語を読んで、この4つの「思いのままにならないこと」のうち、1つだけが異質であることに気づいたでしょうか。

老、病、死の3つは釈尊がお城の門から出た時に出会った、具体的な苦の姿でした。でも、生については、ちょっとおかしいですよね。なぜ4つの苦しみのうちに加えられているのでしょう？

最後に出会ったのは、修行者でした。彼に対応するのが、生の苦、なのでしょうか？　しかし、王子は別に、苦しんでいたり思いのままにならなかったりする姿を、修行者の中に見出したわけではありません。むしろ、優雅に清らかに歩む彼を見て、王子は感動していたのですから、これを4つの苦しみのうちにそのまま加えるというのは奇妙です。

ここで、阿闍世王の物語を思い出してみたいと思います。このストーリーの冒頭にあらわれる、仙人の「殺される恨み」。これは、死にたくない、という願望と一体のものです。つまり、生きている状態は死んでいる状態より良いものだ、と一般的には無条件に評価されているわけです。

しかし、ヒトの場合はみずから、死んでいる状態を選びたい、という個体がそう少なくない数でしばしば生じます。近年の日本ではそれを実行する人が年間2万人〜3万人程度で推移しています。

これは、なぜなのでしょう。

臨床家の先生が口をそろえていうことですが、人は、こういう選択肢を取る時、本当は死にたいのではなくて、苦痛に満ちた生を送るのはもういやだ、もっと楽しく生きたい、という真意がその奥底にあるのだといいます。つまり、自分の生を思い通りにできないことへの恐怖、不安、憤りの発露だというのです。

つまり、生まれてきたことそのものが、思いのままにならない＝苦であるということを、悉達多王子は見抜いた。だから毎日毎日、王家の城の中で、物思いにふけっていたのでしょう。生こそ、筆頭に挙げられるべき苦しみであると。なぜ、自分は存在するのかと。そのことを、仏典を編纂する人々は、語り継いでいきたかったのでしょう。

この項の冒頭にも書きましたが、確かに、生だけは、自分の努力ではどうにもなりません。いつのまにか、気づいたら、こうしていた。かといって、特に生を望んだわけではないから死のうか、というのもまた苦しく、安直過ぎる選択で、解決にはなりません。

他の３つの苦については、自分の意思でなんとかできる余地がまだあるともいえます。老いをなるべく遅らせられるように過ごそう、病気にならないように健康に気を付けよう、死ぬときはこのようにしよう……など。特に豊かになった現代の日本では、かなりの長寿命化が達成されていますし、医学の進歩によって、老いも病も、過去のいかなる時代と比べても随分、ヒトは善戦しているのではないかと思います。それが良いことなのかどうかはまた別の話ですが。

自分で望んだわけでもないのに、ある日、気がついたら、この世にいた。当然、お金持ちの家に生まれるか、貧しいところに生まれるか、どんな親の元に生まれるか、どういう子どもとして生まれるのか、環境も選ぶことができません。

一部の宗教では、覚えていないかもしれないがそれは自分で望んだ環境なのだ、生まれたいと望んだから生まれてきたのだ、と説きますが、それが本当のことなのかどうか、科学的に証明はできないのです。ただ、そう考えることが精神の安定をもたらすことはわかっています。宗教家は経験的に、そう考えることで人々が安心することを知って、そのように説いてきたのでしょう。

ただ、科学的な方法論を知っている現代人は、なかなかそういわれても、簡単に宗教を信じようという気にはならないものでしょう。偉い宗教人や信者がなんだか耳触りのいいおためごかしを言ったところでやはり現実は現実ではないか、自分がどうにかするしかないではないか……。そう反発する心を持つのが現代人です。頭の良い人ほど、そう考えるでしょう。宗教家はその反発する心を、よこしまな心だ、と断じてさらに説得に掛かって来るでしょう。すると、これはもう救いではなく、バトルが始まってしまいます。この対立構造が生じると、人々の中には無駄な争いや心理的抵抗を忌避する気持ちが高じて、ますます宗教は人々のリアルから遠ざかっていきます。

私たちはどうして、自分自身の苦い感情に苦しみながら生きなければならないのか。ヒトにどうして、ネガティブな感情が備わっているのか。

脳科学を知った者であれば、このように答えます。

ネガティブ感情を持つことで、ヒトは強くなるからです。そして、強くなりすぎては困るから、ネガティブ感情に罪悪感というブレーキがかかるようにできている。

ただ、それをその都度、感じてしまう自分は、しんどいですよね。このしんどさを毎回毎回感じざるを得ないような脳というシステム、まったく洗練されていないなとつくづく思います。

苦い思いをしながら、それでもネガティブ感情を捨て去るわけにもいかず、生きている私たち。ネガティブ感情を抱えているのも脳なら、ネガティブ感情を抱えている自分自身を意識して、それに苦い思いをするのも脳です。

多くの脳科学者と言われる人たちはしばしば脳のことを、素晴らしい器官だ、未知の機能がたくさん詰まっている、夢の器官、無限の可能性の器官だ、ということをいうのですが、正直にいいますと、どうも、私にはあまりそうは思えません。

むしろ、こんな苦しみを自意識のもとで常時モニターさせられながら、しかも生存をやめることが原則として許されない、という極めて不条理な状況を生み出した諸悪の根源であり、各機能はツギハギで、機能同士が競合したり連携がうまく取れなかったりするとしょっちゅうエラーを起こす、おそろしく拙劣でバグだらけの器官のように見えるのです。

消化器系や循環器系の方がずっと、完成度が高くて美しい。脳ほどエラーを起こさない、つまり完成度が高いのは、脳よりもはるかに長い進化の歴史を、消化器や循環器のシステムが生き延びてきたからだろうと思います。

ただ、脳がすぐれているところが一点だけあります。脳そのものというハードウェアを更新するには何十世代という長い年月を経なければなりませんが、脳にはソフトウェアを載せることができる。つまり、脳自体は大きく変化しなくても、認知は変えることができるのです。

退屈なイージーモードより、苦痛に満ちた世界、ハードモードの方がゲームは面白い。エクストリームなら喜びはなおさら大きい。ゲームに勝ったか負けたかについて、人はいろいろいうけれど、最終的には自分で定義していい……そういうルールです。

恨みも妬みも嫉妬も、ネガティブ感情を思う存分に燃やして暴れるのも自由、上手にコントロールして、自己の成長を図ろうとするのも自由。満足のいくように、最高に優雅な生き方を自分でデザインして、そのように生きることが、不条理な世界に生まれた私たちの、その恨みを晴らすためにできる、最大の復讐ではないでしょうか。

第9章

私たちのネガティブ感情とのつき合い方

対談　中野信子×澤田匡人

脳科学者や心理学者は妬みや恨みに敏感

中野　達観していると思われるかもしれませんが、実は一番苦しんできたのが脳科学者や心理学者ではないかと思います。

なぜなら、羨み、妬み、恨みなどのネガティブ感情と言われるものに人一倍敏感な人が、心理学者や脳科学者になりたいという動機を持ちやすいからです。ネガティブ感情に対して意識的で苦しみやすいため、何とかしたくて学び始めるのです。

澤田　そうですね。私の場合、小学生のころとても太っていて、ほかの人たちが当たり前にできる運動がからきしダメでした。その上、友だちもなかなかできない。ですから、そうしたことを容易くできる人たちと、それができない自分との間には、大きな川が流れているような気がしていたんです。そして、自分も向こう岸に行きたいと思いながら、なかなか到達できないもやもやした気持ちが妬みだったわけです。

その後、大学生くらいになってからでしょうか。この妬ましいという感情は一体どこからきて、どこへ向かっていくのか。それをもっと知りたいと思ったんです。これが妬みの研究をはじめたきっかけです。

中野　脳科学者も心理学者もそれぞれの視点や方法でネガティブ感情に取り組んでいますが、共通点は、「苦しみながら生きている自分」というレイヤーとは別のレイヤー、つまり学者という立場を得ることで、その苦しみを客観的に見ることができる。そういう回避方法を使えるということです。これが、学問の良いところです。

メタ認知と言いますが、自分自身の感情の動きに対して、学問という見方をすることによって、ネガティブ感情による苦しみをダイレクトに受けて傷つくことを避けられます。すると、意識的にショックを和らげることができるようになります。

読者のみなさんにも、「ネガティブ感情とはこういうものだ」という視点を持つことで苦しみやショックを和らげる術をお伝えしていきたいですし、ぜひ活用していってほしいですね。

澤田　その通りです。太っていたころの自分、昔の自分とは距離を置いてみることができますから、メタ認知しやすいんです。

妬みとはプチ恨みですから、妬みの研究をしていくことで、少なくとも妬みを恨みにはせずに済んでいるような気がしています。

中野　妬みをこじらせると恨みになりますからね。

澤田　羨み、妬み、恨みなどの感情は分けて考えられがちです。しかし、こうした感情は実は連続している、いわばスペクトラムのようなもので、どこまでが妬みで、どこからが恨みというような境界は決めにくいものです。

中野　脳の構造も同様です。この辺が言語野というように、分離独立しているものではありません。ですから、隣接した感情も切り離されるものではなく、不条理感などはまさに混ざり合っていて境目を設定しにくいものです。

澤田　理性と感情も切り離して考えられがちですが、感情が生まれる状況は極めて理性的だと思います。

たとえば、満員電車で押されたとき、イラッとするなどの不快感が湧いてきます。でも、これは倒されないようにするなど、自分を守るために生じた感情ともいえますよね。もし、押されても平気で何の感情も生まれてこなければ、結果的にもっと押されて酷い目に遭うかもしれない。

ですから、ネガティブ感情というのは、実は極めて理性的、適応的なものでもあるんです。

中野　人間にネガティブ感情が必要だったのは、ネガティブ感情がある個体の方が適応力が高かったためでしょう。

人は、恨みや妬みを抱いてしまう自分に対して、嫌悪感を持つものですが、ネガティブ感情にもそれ相応の機能がある、ということがわかれば楽になりますよね。恨みなどのネガティブ感情を持つことが、生きる上でメリットになる。さらに、自分だけでなく、周りの人にもメリットがある、ということがわかればいいのです。

芸人が羨ましくて妬ましくてしかたない

中野　私は人間らしい人、人付き合いが上手な人をとても妬ましく思うんです。たとえば、お笑い芸人さん。反応が速くて、言葉を上手に使って人の認知を変える技を持っている、そのことが羨ましくて仕方がない。

私も、笑いによって人間の認知、つまり、誰かの「世界の見え方」そのものを変えられる技が欲しかった。でも、できませんでした。そもそも、子どものころから人と上手く付き合うことができなくて、周りからおかしな子だと言われていましたし、到底無理な話だったのかもしれませんが。

たとえば、ピアニストも長い指や絶対音感を持っていることが前提で、その上に努力を積み重ねて、一流になっていく。先天的な要素が大きいですよね。

お笑い芸人も同じだと思います。素地があって、なおかつ日々学んでいるのでしょう。とにかく処理速度が速い。頭の回転が速い。状況判断する力がすごいなあといつも感心しています。一線で活躍されている人たちは、こうした能力を実戦でトレーニングする機会が多いので、ますます磨かれていくのでしょうね。

きわどいことを言っているのに許されてしまう。それを視聴者が痛快に思う。本当に妬ましいですよ。私にはその域に達することはかなり困難だと思いますけど、あの能力がほしいですね。

たぶん、私には人をコントロールしたい欲求があるのだと思います。

澤田　お笑い芸人たちは、他者を自分に引き寄せる匠ですよね。不幸な話を上手くコントロールして手綱を引いている感じがします。しかも、絶妙なタイミングで言うからおもしろいんです。

あの自然さと反射神経は確かに妬ましいです。同じことを言っても、タイミングがずれるとおもしろくないですしね。

中野　タイミングもそうですけど、同じ発言でも、別の人が言うと嫌味になるものですしね。たとえば、私が言うとか……。

澤田　自分にはない能力を持っている人に対する感情が妬みですが、妬みにも悪性妬みと良性妬みがあることはすでに本文に書きました。芸人さんに対する妬みは良性妬みで、恨みに変化する妬みというよりは、むしろ憧れに近いですね。

ただ、憧れの対象が雲の上の存在すぎて、獲得できる可能性があまりにも低い場合には、やる気がなくなってしまいます。妬みの対象との間にあるほどほどの距離感と、自分の立ち位置を見定める能力が問われますね。

嫉妬は相手をコントロールしたい欲求？

中野　私の人生は痛みそのもの。痛みとの折り合いがつかなかったから、それをどうにかしたくて調べ、探し続けました。それが学問であり、学問が一番の早道だろうと思っていました。

澤田　そうですね。私の場合は、「心の痛み」の一種でもあるネガティブ感情のメカニズムに関心があり、それを明らかにする突破口が学問にあるのではという思いから研究を続けています。また心理学を志す人の中にも、いじめや虐待など、過去に辛い思いをしたという人が多くいます。自分が辛い思いをしたから他者を癒してあげたいという理由からなのかもしれません。しかし、個人的には、それはちょっと違うかな？　と思っています。自分のことで精一杯。自分自身を癒せない人が他人を癒すというのはどうなのかなと。

中野　たとえば、医師や臨床心理士の中には、誰かを助けているということそのものが報酬となってしまい、共依存に陥ってしまう場合があります。相手が癒されていくのを見るのは非常によろこばしいけれど、相手が治ってしまって自分から離れていかれては困る、というような関係です。

澤田　虐待を受けた子どもの中には、粗暴になる人とおせっかいなほどやさしくなる人がいます。やさしくすることで相手をコントロールして、イニシアチブを取ろうとするのでしょう。

中野　相手を「わたし中毒」にさせるのですね。自覚的にやっている場合は、まだましですけど、自覚的にやってない人も大勢います。『だめんず・うぉ～か～』で描かれているような、ダメ男とおせっかい妻のような関係のことです。あの人は私がいないと困るのよと言いながら、ダメな人でないと自分が安心できないのです。いつか自立されてしまう、と思うと不安でたまらないわけです。

澤田　ダメ男とおせっかい妻の場合、ダメ男が自立してしまうと自分が困るんですよね。だから、ダメなままでいてもらいたいし、自らダメな人を選んでいます。自己確証プロセスと言い、ダメな人を自分の周りに配置し、自分がいないと相手はダメになると思うことで自分を確かめているわけです。

そして、自分のことを頼ってくれるのが当然だという思いが強いため、裏切られたときには嫉妬感情が湧いてきます。

中野　完璧な個人は存在しないので、自分がコミットしやすい人を選んで、そういう関係を周りに構築していくんですね。そして、自分を必要としてくれているはずの人が、自立してしまうのが怖いのです。

たとえば、ダメ男に自立を促す友人や上司などに対する嫉妬感情。自分の持っているリソースを保持するための機能が嫉妬です。失うということに過敏過ぎると嫉妬の感情が起きやすくなります。

澤田　でも、嫉妬も必要ですよね。乳幼児でも、親が自分から自分以外の誰かに気を逸らすと嫉妬します。これは親からの愛情を感じている証拠です。自分が持っているものを奪われたときに生まれる感情です。

ただ、そのことに過敏になり過ぎると問題が生じます。認知症の症状で、自分の妻や夫が不倫していると思い込んでしまう嫉妬妄想も、持っているものを奪われるという猜疑心が強くなるためでしょう。

中野　妬みは、自分が持っていないものを持っている相手に抱く感情ですから、嫉妬よりも人間らしい感情と言えますね。それに対し、嫉妬は、動物も縄張りやパートナーを奪われると嫉妬しますから、より切実でプリミティブな感情です。

澤田　人間も嫉妬は早い時期から生まれてきます。これは親子関係とか、特別な関係の中で享受できているリソースを奪われると困るから組み込まれているのです。嫉妬などのネガティブフィードバックがないと、奪われる一方です。生きていくため、自分を守るための装置として作りつけにしておく必要があったのだと思います。そして、嫉妬があればリソースを奪われたときに抗議することができます。

でも、嫉妬はいままでこうだったから、これからもこうあるべきだという現在および過去思考と言えるでしょう。

それに対し、妬みは自分が持っていないものを欲しがっているわけですから、主張できません。ただ、自分が持っていないものを欲することは前向きな願望ですので、未来志向です。

おかしい、変わっていると言われた子ども時代

中野 子どものころから、すぐ友だちを作れる人、どこでも生きていけそうな人、楽しそうな人が妬ましかったので、そうした達人たちのふるまいを見て学ぶ以外にないと思っていました。
澤田 確かに、私がはじめて中野さんに会ったころは、誤解を恐れずに言えば、岩石みたいだった（笑）。でも、数年後に再会したときには球体のようになっていた。人当たりが良くなっていたように感じたのです。ご自分が求める姿や

ビジョンに向けて何とかしようとする姿勢はすごいと思いました。

中野　おおげさな言い方かもしれませんが、生きることが痛みそのものでした。だから、その苦痛を解消したい、自分で何とかしなければという思いが強かったんだと思います。

——苦痛ですか？

中野　そうです。ただ、こうした内面の苦痛を説明するのはむずかしいですね。たとえば、目に見える欠陥や欠落はわかりやすい。見える欠陥なら、努力している姿が誰の目から見ても、よくわかるのです。でも、人間らしくふるまえないという欠陥や欠落は、人にはわかりにくい。見える欠陥ではないから、努力が誰かの目に触れることはない。本人は必死でなんとかしようとしているのですが、必死でやっていても、見える努力でないために「正常にふるまえないのはあなたの努力が足りないせいだ」と言われてしまいます。

親や教師からもおかしな子だと言われました。そして、こうしたネガティブフィードバックがあるにもかかわらず、彼らは適切な方針を示してはくれません。誰それさんはあんなに素晴らしいのに、あのうちの誰ちゃんはこれができるのに、と比較対象を提示するくらいなものです。そうなると、自分で何とかするしかない。「適切なふるまい」を自然にできない以上、学ぶ以外には方法がありませんでした。

――それが、学ぶことへのモチベーションに？

中野　学問へのモチベーションを上げるスイッチにはなりました。こういう状況に置かれたとき、とるべき戦略はふたつです。ひとつ目は、人間の性質と傾向について座学で学ぶという方法。成績が良ければ、友だちから後ろ指さされることも少なくなりますし、ひとりでいても何も言われないようになるというメリットもありますね。ふたつ目は人々の「適切なふるまい」を学習して、そうふるまえるようにトレーニングを積むという方法です。時間はかかりますが、自然なふるまいを身に着けようと思うなら、必要な訓練かもしれません。

澤田　私も、よく変わっていると言われていました。子どものころは太っていたのでいじめられもしましたが、体型が原因なのかなと思っていました。そこで、試しに痩せてみたら、周囲からの反応が少し変わったんです。

見た目が変わったくらいで人の反応が変わる。人間というのは単純で簡単な生き物なんだなあと、その時は思いましたね。でも、それは最初だけです。実際はそんなに単純でも簡単でもありません。

徐々に自分の性格が周りの人と違うことがわかってきました。さほどショックではありませんでしたが、人間というのは、多かれ少なかれ、異質であることに対して寛容ではないということが身にしみました。

たとえば、小学生のころ、みんなが当たり前のようにできる鉄棒ができなかったわけです。そして、自分では、そんなこと言われてもできないものは仕方ないくらいに捉えていました。それなのに、体育の先生から何か障がいがあるのではないかと言われたと、親から聞かされる。みんなと違うことがそんなに問題なのかという思いが、妬みの研究につながりました。

中野　私は、多くの人が所属している世界から逸脱しているという感覚が常にありました。そして、逸脱している自分をどう扱ったらいいのかと悩んでいました。だから、一般的といわれる社会に苦もなく溶け込んでいる人がすごく妬ましいわけです。

こうした感情をこじらせると、無差別に誰かを傷つけたいという欲求が暴発した事件のようなことが起こる。自分を受け入れない社会に対する不満が閾値に達して、爆発してしまうのです。

澤田　授業で道徳性に関する話をしたとき、自分はマイノリティだという感覚が強い学生からマジョリティの話をされても困るというような内容をレスポンスカードに書かれたことがあります。私は、そんなつもりはまったくなく、道徳性というのはつまるところ正邪善悪の判断の個人差なのだと話したのです。しかし、彼はおそらく、授業内容というよりは「道徳」という言葉そのものに反応したみたいで、とても戸惑いました。

中野　道徳はあっち側のルール。自分たちを排除している人たちのルールだという感覚ですよね。自分にはみんなが当たり前にできることができないという実感があるから、道徳という言葉に反発する気持ちが起きるのでしょうね。たとえば、「人が嫌がることをしない」「友だちと仲良くする」などのことが。

澤田　確かに、みんなと仲良くするなんて不可能ですし、好き嫌いがあって当然なのに、みんなと仲良くしなさいと強いられます。だから、歪みが生じていじめが起こるわけです。そもそも、前提が間違っているんです。

友だちが多い方がいいというわけでもないのに、友だちが多い子が良くて、ひとりぼっちでいることが悪いみたいに決めつけられます。

中野　みんなと仲良くできるはずがないと理解しつつも、非合理的な期待と信念に基づいてそれを乗り越えられる人がマジョリティです。そういう人が「いい人」「好ましい人」として、社会には受け入れられますね。そして、自然に非合理的な期待に基づいて行動できる人と、私のように努力して非合理性に目をつぶらなければ乗り越えられない人がいます。今になってみると、自分が異質だと思って苦しんでいる人が私以外にも案外たくさんいる、と言うこともわかりました。ただ、意外と多いとは思いますが、多数派とはいえません。

異質な人に対して寛容な社会

中野　中学校時代が一番苦しかったですね。男子はほっといてくれましたし淡々と付き合ってくれましたが、女子はコミュニケーションの密度が濃いので、女子の集団の中で、より強く自分は異質だと感じることになりました。

――具体的にはどんな状況で?

中野　そもそも彼女たちが何を話しているのかよくわからない。おもしろいと思う内容があまりに違い過ぎてつまらなかった。向こうも私のことを気持ち悪いと思っていたでしょうし、私もあえてそこに入ろうとしなかった。仕方ないことです。にもかかわらず、先生は問題行動と捉えるわけです。協調性がない、利己的だ、と。

だから、成績がよければ咎められないだろう、何も言われないだろうと思い、それが逃げ場になりました。成績を良好に保つことは有効な手段です。学校内コミュニティにおける、治外法権的な位置を得られますね。

異質さは個性とは違うと思います。しかし、自分の異質さに気づいてよかったとは思います。人間を観察する楽しさを知りましたし、研究の種にもなりました。

澤田　私の場合、小学校のころが一番辛かった。中学、高校のころのことはあまり覚えていませんが、子どものころは住んでいる世界が狭いですから、ちょっとした違いを問題にしますし、それをあげつらっていじめられたりします。

でも、大人になって多少開かれた世界で生きていますし、余裕が出てきたせいか、昔ほど辛い感じはありません。能力的に高くなったとは思いませんけど。

中野　大学に入ってホッとしました。異質な人が集められてここに来ている感じがして。東大は良くも悪くもおかしい人が多いですから、いいところだな、と思いました。

澤田 そうですね。大学はもともとカオスを受け入れることができたところですからね。でも、いまはそれがなくなってきて勿体ない気がします。まじめで従順な人が増えました。もっと、いろいろな人が好きなことをして、突き抜けて、粗削りな人が増えるとおもしろいと思います。

中野 確かに、おかしいまま大人になった人が減りましたね。多くの人が、小利口ですね。だから、そこから弾かれた人はますます苦しくなる。普通であるという着ぐるみを着ないと生きていけない社会です。

おかしいままでいたいのに、それを許してくれない。社会がもっと逸脱に対して寛容であればいいのにと思います。自分が逸脱者だと感じている人は、自分を殺さずにいてほしいですし、世の中に対する恨みをこじらせないでほしいです。

澤田 中野さんは能力が防波堤になっているけど、学問に逃げられない人もたくさんいます。

たとえば、ただ憧れているときは穏やかでいられるけれど、その人を越えてやろうと思ったり、ライバルだと思ったりすると妬みに変わります。能力があればいいけど、なければ苦しくなり、恨みに変わる可能性もあります。

中野　そうですね。生きることが辛い、何のために生まれてきたのかわからない人もたくさんいます。ネットスラングの「リア充爆発しろ」というのは、多くの人が他者に抱いている妬ましい感情を上手く表していると思います。

澤田　SNSでもそうですから、テレビに出るのは相当な覚悟がいりますよね。

中野　確かに、視聴者の持っているイメージ通りに振る舞う必要を強く感じます。時にはしんどいと思うこともありますが、一方でおもしろいと思っている部分もあります。大衆は、中野信子が本当はどういう人であるかに関心はないのです。その情報に価値はありません。だから楽なのです。

彼らが知りたいのは自分自身の脳のこと、そして自分の身の回りの出来事に関する情報です。テレビでは、そうした情報をわかりやすく簡潔にと心がけて、コメントするようにしています。

私は芸人さんのような技術は持っていませんし、求められている役割も違うということは承知していますから、特に覚悟というほどのことはありません。

妬みや恨みを抱えている人に向けて

中野　生きづらさを感じている人は少なくないと思います。居場所がない、受け入れてくれる場所がないと。
ただ、現時点の結論ですが、受け入れてくれる場所がなくても、いま生き残っているということそのものが結果ではないでしょうか。生きているだけで勝利です。なぜなら、生物は生き延びることと子孫を残すことがミッションです。いままで生き延びた、ということがこれまでの進化の歴史の結果と思えば、あとはボーナスゲームです。だとしたら、より楽しいことを見つけておもしろく生きた方が得ですね。
澤田　不条理なことをされたとき、人は、相手に仕返ししたい、見返したいと思うものです。でも、それにこだわるともっと辛くなります。その人より偉くなって相手をコントロールしようとして、実のところ、自分の方が相手や状況にコントロールされてしまっている人が多いような気がします。

いま、アンガーマネジメントが流行っていますよね。でも、怒りを悪いものだと決めつけて、怒りを抑えればいいというわけではありません。感情をプラスマイナスで論じようとすることにも無理があります。怒りも恨みも使いようですから、上手く利用してやればいいのです。

中野　私は、「優雅な生活が最高の復讐である」という一節が好きでしばしば使うのですが、何のための復讐ですかともよく聞かれます。優雅に生きること＝満足すること。優雅とは何かはそれぞれが定義することで、年齢や状況に応じて変わってしまうこともあると思います。

澤田　大きな満足はなかなか得られないものです。だからこそ、ちょっとした小さな満足を重ねていくことの方がずっと大切だと思います。誰もが抱いてしまう妬みや恨みも、考え方ひとつで、小さなよろこびや楽しみによってカバーできるかもしれないからです。

中野　生きていくに当たっては、何をするのも自由です。その結果は自分で引き受ける。そういうルールの中で、より楽しく生きる方法を見出すのが人間の知恵だと思います。

おわりに

人間ほどおもしろいものはない。

明るくあたたかい側面ばかりが取り沙汰されるが、その暗い内側には、広大な闇が宇宙空間のように広がっている。その部分を主題にした芸術作品が多いことは私が言及するまでもないと思うが、人間の持つ暗闇には魔的な魅力がある。

私は、昼間の風景よりも、夜景の方が好きだ。都市の街あかりに彩られたゴージャスな夜景も悪くないが、明かりのまばらな田舎の夜空もいいものだ。欲を言うなら、月のない夜、都市から離れた砂漠の真ん中や、絶海の孤島に出かけたい。そこからひとりで見上げる夜空は格別だ。

普段は見ることのできない、たくさんの星々が姿を見せる。私たちが生まれ育った宇宙の姿は、本当はこのような暗闇である。明るい昼間と暗い夜がほぼ半分ずつ、と一般的には思われているかもしれないが、明るい昼間の状態は、窒素、酸素、水蒸気など、地球に存在する大気成分が太陽光線を散乱させているために起こる「異常な光景」だと考えると、夜の闇の方が優しく私たちを包み込んでくれそうで、安心できるような気がしてくる。もしかしたらそれは、巨大な爬虫類の捕食の手から逃れて生き延びようとした、我々の遠い祖先の記憶なのかもしれないけれど。

人間にとって、日常のコミュニケーションの理想的な姿、世間／世界から期待される、あるべき姿が光だとするなら、闇はその人の本質をあらわすものだ。

子どもの頃からずっと、ヒトの暗い側面に魅了されて来た。見てはならない闇を覗き込むスリル、底なしの海に飲まれていく心地良さに溺れた。ヒトの闇を描いたミステリーもホラーもスリラーも大好きで、何度も読み返した。もちろん、周りの人たちに対しても、その暗い側面を観察する楽しみはどうしてもやめられなかった。

脳科学というのは、私にとっては昆虫の生態を観察するための虫眼鏡のようなもの。ヒトを観察して楽しむための手段の一つに過ぎない。いつでも他の勉強を始めたいが、ヒトを観察する楽しみというのはいつまで経っても飽きが来ない。

脳科学の本というと、どうも自分の脳をどう発達させるか、自分の持っている可能性をどう発展させていくか、という視点一辺倒になりがちなイメージがある。

しかし、もう読者はそんな本には食傷しているのではないか。現実の課題からの逃避を促すような、頭が花畑になったかのような脳科学本を読んで楽しみつづけられる人は、どれほどいるだろう。あまりそういう人が多いのも、出版社にとっては嬉しいかもしれないが、日本の未来にとっては由々しき事態だろうと思う。

本書は、学術書でもなく、お花畑本でもなく、人間のリアルな側面を読みやすく映し出すことに傾注した。感情心理学ではネガティブ感情に注目して研究を進めてこられた心理学者の澤田先生とも、人間について忌憚ない議論を縦横に展開し、意見を交換できたことは幸運だった。

脳には確かに無限の世界が内包されている。１５００グラムの中に、無限を理解し、想像できるユニットがある。私たちの中には、無限の光と闇がある。その美しさの一端を読者の皆様にお届けすることができたとしたら、これほどうれしいことはない。

中野信子

中野信子

なかの・のぶこ

脳科学者。医学博士、東京大学工学部卒業、東京大学大学院医学系研究科脳神経医学専攻博士課程修了。2008年から2010年までフランス国立研究所で研究員として勤務。2015年、東日本国際大学特任教授に就任。研究のかたわら、さまざまなテレビ番組のコメンテーターとしても活動。

澤田匡人

さわだ・まさと

心理学者。博士(心理学)、臨床心理士。筑波大学人間学類卒業、筑波大学大学院心理学研究科心理学専攻博士課程修了。2018年より学習院女子大学准教授。日本感情心理学会理事、栃木県いじめ問題対策連絡協議会副会長。いじめと感情の研究に取り組みながら、わかりやすい授業実践に関する研修や講演も行う。

編集協力　小梶さとみ

イラスト　コイズミアキコ

ポプラ新書
053
正しい恨みの晴らし方
科学で読み解くネガティブ感情
2015年2月2日 第1刷発行
2020年3月26日 第8刷
著者
中野信子+澤田匡人
発行者
千葉 均
編集
碇 耕一
発行所
株式会社 ポプラ社
〒102-8519 東京都千代田区麹町 4-2-6
電話 03-5877-8109(営業) 03-5877-8112(編集)
一般書事業局ホームページ www.webasta.jp
ブックデザイン
鈴木成一デザイン室
印刷・製本
図書印刷株式会社

N.D.C.491/246P/18cm ISBN978-4-591-14422-0

P8201053

生きるとは共に未来を語ること　共に希望を語ること

昭和二十二年、ポプラ社は、戦後の荒廃した東京の焼け跡を目のあたりにし、次の世代の日本を創るべき子どもたちが、ポプラ（白楊）の樹のように、まっすぐにすくすくと成長することを願って、児童図書専門出版社として創業いたしました。

創業以来、すでに六十六年の歳月が経ち、何人たりとも予測できない不透明な世界が出現してしまいました。

この未曾有の混迷と閉塞感におおいつくされた日本の現状を鑑みるにつけ、私どもは出版人としていかなる国家像、いかなる日本人像、そしてグローバル化しボーダレス化した世界的状況の裡で、いかなる人類像を創造しなければならないかという、大命題に応えるべく、強靭な志をもち、共に未来を語り共に希望を語りあえる状況を創ることこそ、私どもに課せられた最大の使命だと考えます。

ポプラ社は創業の原点にもどり、人々がすこやかにすくすくと、生きる喜びを感じられる世界を実現させることに希いと祈りをこめて、ここにポプラ新書を創刊するものです。

未来への挑戦！

平成二十五年　九月吉日　　株式会社ポプラ社